BAS 30 ...

Zu diesem Buch

Die kleine Tonia genießt ihre tägliche Massage so richtig. Sie reckt und streckt sich dabei und lacht über das ganze Gesicht. Und Sandra Passolt, ihre Mutter, sagt: «Mir macht es genausoviel Spaß wie ihr.»

Ulrike Esch hat sich immer Zeit genommen, ihre siebenjährige Tochter Sophie zu massieren, auch wenn sie krank war. «Die liebevollen Berührungen mehrmals am Tag haben ihre Selbstheilungskräfte angeregt, da bin ich ganz sicher.»

Sanfte Massage ist schon dem Neugeborenen vertraut. Schließlich wurde es auch im Mutterleib ständig von allen Seiten berührt. Untersuchungen haben gezeigt: Babys, die regelmäßig gestreichelt und massiert werden, sind aufmerksamer und neugieriger; und sie werden mit Streß besser fertig. Mütter und Väter werden durch die Massage sicherer im Umgang mit ihren Säuglingen, lernen die Körpersprache der Babys besser verstehen.

Die Autorin hat in Zusammenarbeit mit der Münchener «Beratungsstelle für natürliche Geburt und Eltern-Sein» ein Programm zusammengestellt, mit dem Eltern leicht lernen können, wie sie ihre Babys, ihre Kinder, ihren Partner oder ihre Partnerin sanft massieren können. Der Gebrauchswert wird noch erhöht durch die anschaulichen Fotos von Roswitha Pross, die jede einzelne Massagetechnik im Bild festhält.

Da möchte man sofort anfangen. Vielleicht machen Sie eine ähnliche Erfahrung wie Christine Richard. Deren fünfjähriger Sohn freut sich immer schon darauf, ihr die liebevollen Berührungen zurückzugeben:«Mama, jetzt massiere ich dir mal den Rücken.»

IRENE DALICHOW, Jahrgang 1953, ist ausgebildete Redakteurin und studierte Erziehungswissenschaften. Nach Praxis im Kinderzentrum München und an der École Freinet in Vence zwei Jahre lang in der Aus- und Weiterbildungsabteilung eines Großkonzerns tätig. Seit 1986 Redakteurin und Reporterin bei der Zeitschrift «esotera».

Anregungen und Kritik bitte an folgende Adresse: Büro für wissenschaftliche Publizistik Dr. Horst Speichert, Emanuel-Geibel-Str. 18, 6200 Wiesbaden

Irene Dalichow

Sanfte Massagen für Babys, Kinder und Eltern

Liebe, die durch die Haut geht

Fotografie: Roswitha Pross

Beratung:
Beratungsstelle für natürliche Geburt
und Eltern-Sein, München

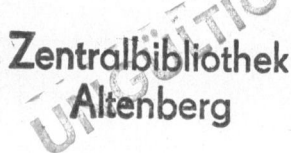
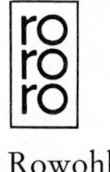

Rowohlt

Herausgegeben von Bernhard Schön
und Horst Speichert

Umschlaggestaltung: Peter Wippermann/Jürgen Kaffer
(Foto: Roswitha Pross)
Bildnachweis: Fotos Roswitha Pross
Zeichnungen Julia Beltz

Redaktion: Bernhard Schön

Originalausgabe
Veröffentlicht im Rowohlt Taschenbuch Verlag GmbH,
Reinbek bei Hamburg, Dezember 1989
Copyright © 1989 by Rowohlt Taschenbuch Verlag GmbH,
Reinbek bei Hamburg
Alle Rechte vorbehalten
Satz Garamond (Mac II, PM 3.01, Linotronic 300)
Gesamtherstellung Clausen & Bosse, Leck
Printed in Germany
1080- ISBN 3 499 18597 0

Inhalt

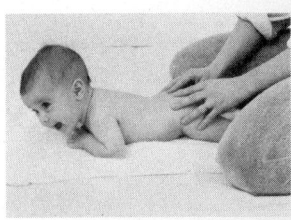

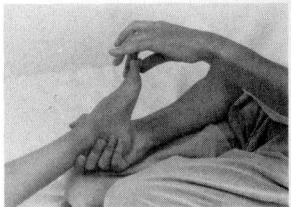
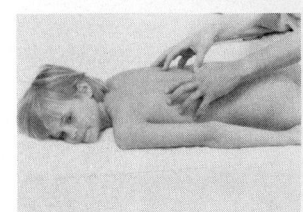
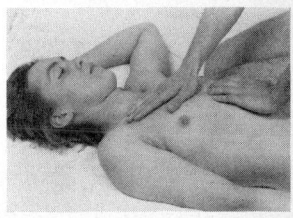

«*Eure Kinder sind nicht eure Kinder. Sie sind die Söhne und Töchter der Sehnsucht des Lebens nach sich selbst. Sie kommen durch euch, aber nicht von euch. Und obgleich sie bei euch sind, gehören sie euch nicht. Ihr dürft ihnen eure Liebe schenken, aber nicht eure Gedanken, denn sie haben ihre eigenen Gedanken. Ihr dürft ihren Körpern ein Heim geben, aber nicht ihren Seelen, denn ihre Seelen wohnen im Haus von morgen, das ihr nicht besuchen könnt, nicht einmal in euren Träumen. Ihr dürft euch bemühen, wie sie zu sein, aber sucht nicht, sie euch gleichzumachen. Denn das Leben geht nicht rückwärts und verweilt nicht beim Gestern...*»

Kahlil Gibran, arabischer Schriftsteller

Einleitung

Die Massage von Babys hat in Indien uralte Tradition. Daß diese Art von Körperkontakt der Mutter wie dem Kind guttut, brauchte nie bewiesen zu werden. Es lag immer auf der Hand.

Das wird uns heute, in einer katastrophalen Umwelt- und Innenwelt-Situation, besonders deutlich: rationale Beweise können zwar nützlich sein, aber auch Gefühle und «auf der Hand Liegendes» haben ihre Berechtigung. Vielleicht liegen darin sogar ungeahnte Chancen. Die Angst vor Überliefertem ist heute nicht mehr so groß wie in den 60er Jahren, wo «Tradition» den Gegenpol zu «Revolution» darstellte. Warum, so denken heute viele, sollen wir nicht auf Dinge zurückgreifen, die sich in der Vergangenheit bewährt haben? Verlieren können wir eh nicht mehr viel. (Mit politischem Konservatismus braucht diese Einstellung nichts zu tun zu haben.)

Auch eine kleine Vorhut unter den Wissenschaftlern denkt das. Und sie untersucht und «beweist», was von dem Überlieferten für uns heute – vielleicht in etwas veränderter Form – genutzt werden kann und wie es wirkt. So ist unsere von Katastrophen geprägte Zeit in mancher Hinsicht auch in positivem Sinne aufregend. Da zeigt nämlich zum Beispiel ein junger Physiker, daß die Weisheitslehren der alten Chinesen mit den allerneuesten Erkenntnissen der Physik zusammengehen. (Fritjof Capra: «Das Tao der Physik».) Ein Krebsspezialist nutzt, während seine Kollegen über ihn lächeln, auf unsere heutige Zeit abgewandelte Visualisierungsmethoden zur Heilung seiner Patienten, die indianische Medizinmänner und westliche Schamaninnen und Schamanen seit Jahrtausenden erfolgreich einsetzen. Seine Heilungsquoten verschaffen ihm mittlerweile Anerkennung in traditionellen Medizinerkreisen: Seltsames Auseinderklaffen und Sich-Wiederfinden von Tradition und «Tradition». (O. C. Simonton: «Wieder gesund werden».)

Die amerikanische Psychologin Ruth Rice untersucht, welche Auswirkungen es hat, wenn Babys möglichst von ihrem ersten Lebenstag an massiert werden. Sie findet beispielsweise heraus, daß diese Kinder später ihre Muskeln besser koordinieren, daß sie mit Streß besser fertig werden und daß sie mehr lächeln.

Das vorliegende Buch beruht unter anderem auf den Praktiken der Babymassage, die sie in ihren Seminaren vermittelt. Es beruht auch auf den Massagepraktiken, die Amelia Auckett in ihrem Buch «Wie man ein Baby glücklich macht» beschreibt; und auf denen von Eva Reich, der Tochter des großen Psychologen Wilhelm Reich. All diese Praktiken haben einen traditionellen Hintergrund, sie sind aber andererseits den Bedürfnissen der heutigen Zeit angepaßt. In der «Beratungsstelle für natürliche Geburt und Eltern- Sein» in München, auf deren Erfahrung ich zurückgreife, werden seit vielen Jahren diese Praktiken angewandt, teilweise vermischt, ständig überprüft und weitergegeben. Sie gelten als Struktur, an der man sich orientieren, die man aber auch getrost verlassen kann, wenn sie dem Massierenden oder dem Massierten nicht behagt.

Das gilt auch für mein Buch: Es zeigt, wie eine Massage an einem Baby und an einem «Ex-Baby», das heißt einem Kind oder einem Erwachsenen, optimal durchgeführt werden kann. Aber es läßt offen, diese Massage nach Bedarf zu verkürzen, zu verlängern oder abzuwandeln.

Ich möchte Sie weder in medizinische noch in psychotherapeutische Massagetechniken einführen, es geht vielmehr darum, durch zärtliche Berührung Freude und Zuneigung auszudrücken. Deswegen sollten Sie nur dann massieren, wenn Sie selbst wirklich bereit dazu sind, und auch der oder die zu Massierende sollte sich niemals unter Druck fühlen. (Sogar ganz junge Babys zeigen deutlich, wenn sie nicht «in Stimmung» sind.) Wenn Sie das beachten, können Sie im Grunde nichts falsch machen.

Wer sich lieber auf das verläßt, «was auf der Hand liegt»,

kann schon jetzt zu den reich illustrierten Praxis-Kapiteln ab Seite 27 vorblättern und gleich die Ärmel aufkrempeln. Alles für die Massage selbst Beachtens- und Empfehlenswerte ist in diesen Kapiteln zu finden.

Manchmal ist gerade dann, wenn wir selbst es am nötigsten bräuchten, niemand zur Hand, uns Streicheleinheiten zu geben. Für solche Situationen oder Lebensphasen finden Sie in Kapitel 5 ein paar Anregungen zu Formen der Selbst-Massage und anderen Möglichkeiten, gut zum eigenen Körper zu sein.

Das Interesse an Mitteln und Wegen wächst, die das Leben schöner, heiler, offener für Liebe und seelisches Wachstum machen können; und die weder teuer noch aufwendig sind, noch der Umwelt schaden. Sanfte Massagen für Babys, Kinder und Eltern gehören dazu.

Ich wünsche Ihnen und allen Be-Hand-elten viel Freude!

Irene Dalichow, München, Mai 1989

Kapitel 1

Liebe geht durch die Haut
Die Bedeutsamkeit unseres größten Organs

Kaiser Friedrich II., der mächtigste Herrscher im Europa des 13. Jahrhunderts, ließ sich, nur um seine Neugierde zu befriedigen, ein Experiment einfallen, das an Grausamkeit wohl kaum zu überbieten ist: Friedrich wollte erfahren, welches die Ur-Sprache des Menschen sei. Er wies deswegen Pflegemütter und Ammen an, die von ihnen betreuten Babys lediglich zu füttern und sauber zu halten, sie jedoch nicht zu streicheln und nicht mit ihnen zu sprechen. Er hoffte, daß die Kinder so unbeeinflußt die ihnen angeborene Sprache des Menschen zu sprechen beginnen würden.

Friedrichs wissenschaftliche Neugier blieb unbefriedigt, denn all seine kleinen Versuchspersonen starben. Sie konnten ohne Ansprache und ohne liebevolle Berührungen nicht leben.

Auch wenn die Ausgangsfrage des Kaisers anders lautete, handelt es sich hier doch um die erste empirische – das heißt: auf Erfahrung beruhende – Untersuchung dazu, daß es für den Menschen lebenswichtig ist, berührt zu werden.

Anfang der 40er Jahre unseres Jahrhunderts nahm sich der in Wien geborene und in den USA tätige Psychologe René Spitz dieses Themas an. Er untersuchte das Verhalten von Kleinkindern, die im dritten Lebensmonat von ihren Müttern getrennt worden waren. Von diesem Zeitpunkt an wurden sie in einem Findelhaus hygienisch und medizinisch in jeder Hinsicht angemessen versorgt. Eine Säuglingsschwester be-

treute acht bis zwölf Kinder, die im Laufe der Wochen jedoch
«psychisch zu verhungern» begannen. Denn sie bekamen ja
nur ein Zehntel der Zuwendung und Streicheleinheiten, die in
einer üblichen Mutter-Kind-Beziehung zu erwarten sind. Nach
drei Monaten wurden die Babys völlig passiv, sie blieben
geistig und seelisch mehr und mehr zurück. Von den zunächst
91 beobachteten Kindern starben 34 bis zum Ende ihres zweiten Lebensjahres. Wie ihre Leidensgenossen 600 Jahre zuvor
waren auch sie nicht fähig, ohne ein Mindestmaß an zärtlicher
Zuwendung zu leben.

Ebenfalls mit der Frage, wie wichtig Berührung für die
menschliche Entwicklung ist, beschäftigte sich seit 1944 der
amerikanische Mediziner Ashley Montagu. In seinem Buch
«Körperkontakt», das mittlerweile zu einem Klassiker geworden ist, trägt er einen ganzen Schatz von erstaunlichen Erkenntnissen zusammen. (Nebenbei bemerkt: Es brauchte kein
einziges Kind sein Leben für das Gewinnen dieser Erkenntnisse zu opfern . . .)

Montagu wundert sich, daß bis zur Mitte unseres Jahrhunderts die unglaubliche Vielseitigkeit unseres ausgedehntesten
Körperorgans nicht größeres Interesse von Forschern geweckt
hat: Würde man die Haut eines Erwachsenen lückenlos zu-
sammenflicken und auf dem Boden ausbreiten, nähme sie eine
Fläche von etwa zwei Quadratmetern ein. Mit einem Gewicht
von etwas mehr als vier Kilogramm ist die Haut auch das
schwerste Organ des Menschen. Sie ist gleichzeitig Trägerin
des Stoffwechsels, Temperaturregulatorin, Sinnes- und Schutz-
organ.

Neueste wissenschaftliche Erkenntnisse zeigen, daß die
Haut Hormone produziert sowie Zellen für die Immunab-
wehr, daß sie ähnlich wie die Leber chemische Substanzen
umwandelt, eine wichtige Rolle bei der Krebsabwehr spielt
und sich hervorragend als Eingangspforte für die Einnahme
von Medikamenten eignet – per Pflaster.

Bemerkenswert ist auch, daß die Oberhaut, die Epidermis,
sich durchschnittlich alle 28 Tage erneuert und offenbar genau
wie der Eisprung mit dem Mondzyklus in Verbindung steht.

Zwei weitere erstaunliche Informationen: Über den Augenlidern ist die Epidermis nur tausendstel Millimeter dünn, an den Fußsohlen hundertmal dicker. Auf einem einzigen Quadratzentimeter Gesichtshaut lassen sich rund 90 Zentimeter haardünne Blutgefäße, Kapillaren, nachweisen.

Auch sonst bricht die Haut Rekorde. Auf jedem Quadratzentimeter finden sich Hunderte von Sinneskörperchen: 200 Schmerz- und 100 Druckrezeptoren, zwölf für Kälte- und zwei für Wärmemeldungen. Sie sind eingebettet in ein Geflecht von rund 100 Schweiß- und 20 bis 40 Talgdrüsen. Die individuellen und «regionalen» Unterschiede sind beträchtlich. So enthält die Rückenhaut vergleichsweise wenig Rezeptoren; Fingerkuppen und Genitalschleimhäute dafür aber um so mehr.

Haut und Hirn entwickeln sich, wenige Tage nach der Einnistung eines befruchteten Eies in der Gebärmutter, aus demselben Keimblatt. Die besonders innige, durch Millionen Nervenzellen vermittelte Beziehung zwischen den beiden Organen ist deshalb nicht überraschend.

Die Haut gilt zu Recht als «Spiegel der Seele». Lebhafte Empfindungen lassen sie blaß oder rot werden, weil die Blutzufuhr über ihre nervliche Steuerung vermehrt oder vermindert wird.

Zerstören Verbrennungen mehr als ein Drittel der Haut eines Menschen, so gerät er an den Rand des Todes, selbst wenn er gesund und jung ist.

Rund 25 Prozent aller Bundesbürger, insgesamt 15 Millionen Menschen, sind hautkrank. Ihre Zahl hat sich in den letzten zehn Jahren verdoppelt. Die meisten von ihnen leiden unter Akne, Schuppenflechte, Ausschlägen oder Hautkrebs. Diese alarmierenden Fakten und der Fortschritt der Mikrobiologie haben dazu geführt, daß, wie der «Spiegel» in einer Titelgeschichte (Heft 26/1988) feststellt, die Haut als Organ neu entdeckt wird.

Begrüßenswert wäre, wenn sich aus dem neu geweckten Interesse der Mediziner nicht nur Statistiken ergäben, sondern auch allgemeinverständliche Handlungsanweisungen dazu, was man tun kann, um Hautkrankheiten vorzubeugen. Oder was man tun kann, um über die Haut auch sein allgemeines Befinden zu verbessern. Ruth Rice liefert dafür ein positives Beispiel. Sie schreibt in ihrer Untersuchung über die Auswirkungen von Babymassage, daß es nicht nur ein Ausdruck von Freude und Zärtlichkeit ist, wenn eine Mutter ihr Neugeborenes sofort auf ihren Körper legen läßt. Sondern daß es auch einen wichtigen biochemischen Grund hat: Auf der Haut der Mutter bildet sich sofort nach dem Gebären das Hormon Thymosin. Es geht bei engem körperlichem Kontakt auf das Kind über und wird von dessen Thymusdrüse aufgenommen. Und damit wird sein Immunsystem stimuliert.

Es ist durchaus möglich, daß ein Grund für die weite Verbreitung der heutigen Immunschwächeseuchen in der Nichtbeachtung dieses Punktes bei den Fließband-Geburten in unseren Krankenhäusern liegt. Eine Mutter, die die Kraft und den Mut aufbringt, dem Krankenhauspersonal gegenüber ihren Willen durchzusetzen, gibt ihrem Baby damit ein Geschenk fürs Leben von unschätzbarem Wert.

Was immer medizinische und biologische Forschung noch herausfinden werden: Liebevolles Berühren, Streicheln, Massieren, Handauflegen ist die beste Vorbeugemaßnahme für Erkrankungen der Haut, des gesamten Körpers, des Geistes und der Seele. Das wurde und wird in früheren Zeiten und in anderen Kulturen beachtet. In seinem Buch «Die magische Welt des Kindes» berichtet Joseph Chilton Pearce über die Forschungsergebnisse von Marcelle Gerber, die 1956 nach Afrika reiste, um den Einfluß von Unterernährung auf die geistige Entwicklung von Kindern zu untersuchen. In Uganda entdeckte sie die intelligentesten und am besten entwickelten Babys, die sie auf ihrer gesamten Reise antraf. Sie führte diesen guten Allgemeinzustand der Kinder darauf zurück, daß die Mütter sie von Geburt an massieren, streicheln, liebkosen und ihnen dabei vorsingen. Sie tragen sie in einem Tuch vor der Brust, so daß die Kinder ganz nach ihren Bedürfnissen saugen können.

Ashley Montagu bringt in seinem Buch «Körperkontakt»

unter anderem das Beispiel der Netsilik-Eskimos, die in der kanadischen Arktis leben. Obwohl sie in der Kälte und Kargheit, die sie umgibt, denkbar schwierigen Bedingungen ausgesetzt sind, haben sie doch durchweg freundliche, offene, großzügige und friedvolle Wesenszüge. Montagu glaubt, das sei auf den engen Hautkontakt zurückzuführen, in dem die Netsilik-Babys aufwachsen. Sie werden nach der Entbindung und bis zu dem Zeitpunkt, wo sie sich selbst weiterbewegen können, in den Pelz-Parka des Anoraks der Mutter gelegt. Sie sitzen aufrecht und umschlingen mit ihren kleinen Beinchen die Taille oder den Brustkorb der Mutter. Der nach rechts oder links gebeugte Kopf löst einen Nackenreflex aus, der das Rittlingssitzen erleichtert und die Streckmuskeln der Beine lockert.

Wenn das kleine Eskimo-Kind in die richtige Stellung gebracht wurde, bindet die Mutter eine Schärpe um den Anorak, über die Brüste und unter die Achseln. Das Baby trägt winzige Windeln aus Karibuleder, drückt sich aber sonst nackt gegen den Körper der Mutter. Die Aktivitätsbedürfnisse des Kleinen werden durch die Bewegungen der Mutter während ihres Gehens und ihrer täglichen Arbeit befriedigt. Es bekommt dadurch, daß es bei allem dabei ist, ein sehr vielfältiges Weltbild vermittelt.

Wenn es etwa drei Jahre alt ist, hat das Netsilik-Kind wichtige Eigenschaften erworben: Es benimmt sich innerhalb der Gesellschaft menschenfreundlich, es kann sich verständlich machen, und durch die gleichbleibend unkomplizierte und liebevolle Zuwendung der Mutter besitzt es ein hohes Streßabwehrvermögen.

Auch bei uns wissen Eltern inzwischen die Vorteile zu schätzen, die ein Tragetuch für ihr Kind bringt. Regina Hilsberg, selbst Mutter von vier Kindern, hat in zwei Büchern einfühlsam beschrieben, wie der intensive Körperkontakt dem Kind die besten Voraussetzungen mitgibt, ein zuversichtlicher, selbständiger, liebevoller Mensch zu werden (Hilsberg: «Körpergefühl. Die Wurzeln der Kommunikation zwischen Mutter und Kind», sowie die entsprechenden Kapitel und praktischen Hinweise – anschaulich illustriert – in: «Schwangerschaft, Geburt und erstes Lebensjahr»).

Ohne großartigen theoretischen Hintergrund war und ist den ugandischen und den Eskimo-Müttern klar, was westliche Wissenschaftler herausgefunden und belegt haben: Im Vergleich zu anderen hochentwickelten Säugern stellt der Mensch eine sogenannte physiologische Frühgeburt dar. Das heißt, ein kleiner Mensch kommt in einem Zustand zur Welt, in dem ein kleiner Elefant oder ein Fohlen gar nicht lebensfähig wären. So braucht ein menschliches Baby noch viele Monate lang den Schutzraum und die sanfte, warme Berührung, von denen es in der Gebärmutter ständig umgeben war. (Es wurde ja vom Fruchtwasser und den umliegenden Organen der Mutter dauernd berührt.)

Frédérick Leboyer, der «Entdecker» der sogenannten sanften Geburt, zeigte als erster in der modernen westlichen Medizin auf, in welch einer von Kälte und Gewalt geprägten Umgebung Kinder bei uns zur Welt kommen. Und daß sie darauf sofort mit offener oder versteckter Aggression reagieren und reagieren müssen, was einen prägenden Einfluß auf sie hat. Leboyers seit Anfang der 70er Jahre praktizierte Methode schließt größtmögliche Ruhe und gedämpftes Licht ein. Während der Wehen atmet die Mutter entspannt und entspannend, zärtliche Hände empfangen das Baby. Die Nabelschnur wird erst durchtrennt, wenn es gelernt hat, allein zu atmen. Sofort nach der Geburt wird es sanft gestreichelt und massiert.

Leboyer entwickelte diese Art der Geburtsbetreuung, nachdem er drei Jahre lang in sogenannten primitiven Regionen Indiens die dort üblichen Geburtspraktiken studiert und sie mit seinem eigenen wissenschaftlichen Hintergrund kombiniert hatte. Die Kinder, die auf diese Art das Licht der Welt erblicken, lächeln von ihrer ersten Lebensstunde an. Sie sind, wie Langzeituntersuchungen zeigen, wesentlich gesünder, widerstandsfähiger, kreativer und umgänglicher als ihre unter «normalen» Bedingungen geborenen Altersgenossen.

So ist das Verhalten der Mütter in Uganda, in der kanadischen Arktis, in Indien und in vielen anderen Regionen instinktiv genau das richtige, um Männer und Frauen groß werden zu lassen, die widerstandsfähig, aufgeschlossen, gemeinschaftsfähig und friedlich sind.

Und so sind eine möglichst gewaltfreie Geburt und zärtliches Streicheln, Liebkosen und Massieren des Babys nicht nur angenehme Privatsache, sondern in weiterem Sinne sogar eine äußerst politische Angelegenheit, denn sie sind Friedensarbeit.

Die Befürchtung, die auch heute noch viele Kinderärzte an junge Eltern weitergeben: «Hoffentlich verwöhnen Sie Ihren Sprößling nicht!», kann vor diesem Hintergrund wirklich nicht mehr ernst genommen werden. Vielleicht ist dies einer der wenigen bleibenden Werte, die wir unseren Kindern auf einem steinigen Weg in die Zukunft mitgeben können: das Gefühl, auf dieser Erde willkommen und geliebt zu sein; dieses sichere Gefühl, das sich über liebevollen Hautkontakt in der allerersten Lebensphase – und daher so gut wie unauslöschlich – einprägt.

In diesem Sinne zieht Ashley Montagu auch die Schlußfolgerungen aus den vielen Untersuchungen über die Bedeutsamkeit des Organs Haut in seinem Buch «Körperkontakt»: «Es sollte nur zu klar sein, daß die taktile Stimulierung, die auf die Entwicklung des Menschen einwirken sollte, beim Neugeborenen beginnen muß. (. . .) Man kann einem Kind kaum zuviel Liebe und Zärtlichkeit entgegenbringen – ein vernünftiger Mensch wird ein kleines Kind nicht beunruhigen und aufregen. Wenn also die Gefahr besteht, man könnte sich nach der einen oder anderen Richtung irren, ist es besser, ihm zuviel als zuwenig Liebe zukommen zu lassen. (. . .) Man sollte sich hüten, das zärtliche Liebkosen eines Kindes abrupt abzubrechen, und es wäre wünschenswert, wenn Eltern sich und den Kindern freier ihre Liebe zeigten, als es bisher der Fall war. Es sind nicht so sehr Worte als eine liebevolle Haltung und zärtliche Verbundenheit, die Kinder und – es sei einmal gesagt – auch Erwachsene brauchen.»

Kapitel 2
Durch Berühren Brücken bauen
Was (Baby-)Massage bewirkt

Auf einen Artikel über Babymassage, den ich im Sommer 1988 veröffentlicht hatte, erhielt ich die Leserzuschrift einer Dame Mitte 60. Sie sei als Frühgeburt zur Welt gekommen, schrieb sie, und man habe ihr zunächst kaum eine Lebenschance gegeben. Ihre Großmutter, eine Hebamme, habe jedoch von Anfang an ihren winzigen Körper massiert, und das sei ihr großes Glück gewesen. «Im übrigen bin ich ein sehr glücklicher und zufriedener Mensch geworden. Auch das führe ich darauf zurück, daß meine Großmutter mich regelmäßig massierte und daß meine Mutter den liebevollen Körperkontakt mit mir lange Zeit aufrechterhielt – eigentlich meine ganze Kindheit über. Ich bin ein lebendiges Beispiel dafür, wie segensreich sich diese Methode auswirkt.»

Unabhängig voneinander führten in den USA und in Skandinavien Wissenschaftler Untersuchungen durch, die beweisen, daß, um etwa 15 Jahre zeitversetzt, Selbstmorde von Jugendlichen in gleichem Maße zahlenmäßig anstiegen, wie die Zahl der Todesfälle bei Geburten zurückging; und daß unter den jugendlichen Selbstmördern überdurchschnittlich viele unter äußerst schwierigen Bedingungen zur Welt gekommen waren. Daraus folgern die Wissenschaftler, eine problematische Geburt verursache häufig ein solches Trauma, daß der Lebenswille des Kindes einen bleibenden Schaden erleidet. Die moderne Medizin kann zwar einem gefährdeten Neugeborenen das pure Leben retten. Die Lust am Leben vermag sie ihm aber nicht zu vermitteln. Hier sind die Geburtshelfer und dann Mutter und Vater des schockierten neuen Erdenbürgers aufgerufen, das Geburtstrauma zu kompensieren mit liebevollem Körperkontakt: Streicheln, Massieren und anderer zärtlicher Zuwendung.

Die Amerikanerin Ruth Rice hat zu früh und unter schwierigen Bedingungen Geborene untersucht und die Ergebnisse mit einer Kontrollgruppe verglichen. Unter anderem massierte sie 20 Frühgeborene mit einem Gewicht von weniger als anderthalb Kilo täglich dreimal fünfzehn Minuten lang. Nach zehn Tagen hatten diese Kinder 47 Prozent mehr Gewicht zugenommen als die der Kontrollgruppe, die keine Massage erhalten hatte. Sie waren auch wacher und aktiver, gesunder und besser ansprechbar und konnten durchschnittlich sechs Tage eher aus dem Krankenhaus entlassen werden (was, nebenbei gesagt, pro Kind eine Kostenersparnis von rund 3000 Dollar bedeutete). Eine Nachuntersuchung nach acht Monaten brachte folgende Ergebnisse: Der Kontakt zwischen Kindern und Eltern war besser als der der Kontrollgruppe. Die Babys waren besser gewachsen und verfügten über eine bessere Muskel-Koordination.

Säuglinge, die regelmäßig massiert werden, sind – so Ruth Rice – aufmerksamer und neugieriger. Sie entwickeln mehr Hirnzellen und werden mit Streß-Situationen besser fertig. Sie verfügen über größeres Selbstvertrauen, Vertrauen in die Umgebung und zeigen mehr Zuneigung zu ihren Eltern. Und noch etwas: Massierte Babys lächeln früher, und sie lächeln öfter. Kann man sich ein schöneres Ergebnis wissenschaftlicher Untersuchungen vorstellen?

In seinem Buch «Sanfte Hände» schreibt Frédérick Leboyer: «Berührt, gestreichelt und massiert zu werden, das ist Nahrung für das Kind. Nahrung, die genauso wichtig ist wie Mineralien, Vitamine und Proteine. Nahrung, die Liebe ist.» Und er schreibt, daß man für die Kunst der Massage einen Meister braucht. Und daß dieser Meister das eigene Baby ist.

Was für ein schöner Gedanke: Das Baby als seinen Meister

zu sehen! Vielleicht nicht nur für das Lernen der Massage, sondern auch für ganz andere Dinge im Leben ...

Ulrike Esch unterrichtet bei der «Beratungsstelle für natürliche Geburt und Eltern-Sein» in München unter anderem Babymassage. Sie hat für einige unserer Fotoaufnahmen ihre siebenjährige Tochter Sophie massiert und dabei erzählt, daß sie schon öfter nichtfiebrige Erkrankungen von Sophie erfolgreich ohne Medikamente behandelt habe. Wie ihr das gelungen ist? «Ich habe mir die Zeit genommen, Sophie immer zu massieren, wenn sie das Bedürfnis danach hatte. Und die liebevollen Berührungen mehrmals am Tag werden wohl ihre Selbstheilungskräfte angeregt haben. Da bin ich mir ganz sicher.» Ulrike Esch wird durch das Buch von Amelia Auckett «Wie man ein Baby glücklich macht» bestätigt. Die Autorin hat beobachtet, daß Massage bei Kindern mit Darmbeschwerden oder Schlafstörungen nach kurzer Zeit die Gabe von Medikamenten überflüssig machte.

Ulrike Esch hat bei der Baby- und Kindermassage eine Erfahrung gemacht, die ihr besonders wichtig ist: Das Ganze sollte wie ein Ritual und jedesmal möglichst gleich ablaufen. Sicher seien auch Verkürzungen oder Veränderungen möglich. Aber gewisse, vielleicht ganz persönliche Details und der Ablauf als solcher sollten für das Kind möglichst vorhersehbar sein. «Häufig sagt Sophie bei der Massage, daß sie sich schon darauf freut, wenn gleich die Füße drankommen oder etwas Ähnliches. Es ist deutlich zu spüren, wie sie an diesem rituellen Ablauf hängt.»

Und für Ulrike Esch selbst bedeutet die Massage ihrer Tochter Sophie jedesmal «eine tiefe seelische Berührung».

Sandra Passolt hat für unsere Babymassage-Fotos ihre vier Monate alte Tochter Tonia massiert. Sie sagt, sie sei besonders in den ersten Lebenswochen ihres Töchterchens für die Babymassage dankbar gewesen: «Als Tonia noch so winzig klein war, hatte ich gar nicht viel, was ich mit ihr anfangen konnte. Heute kann ich schon mit ihr spielen. Aber damals gab es eigentlich nur die Massage, um ihr auf allen Ebenen richtig nah zu sein.» Auch heute noch genießt die Kleine ihre tägliche

Massage. Sie reckt und streckt sich dabei und lacht über das ganze Gesicht. Und ihre Mutter sagt: «Mir macht es genausoviel Spaß wie ihr.»

Angelika Nehmitz, die nicht nur ein Baby, sondern noch dazu zwei Kleinkinder zu versorgen hat, erzählt: «Für eine ausgiebige Massage meines Jüngsten habe ich nur selten Zeit. Wenn er sich nicht wohl fühlen würde, würde ich es mir sicher einrichten, aber er ist ein äußerst zufriedenes und ruhiges Kind. So wende ich dann einige Bewegungen aus der Babymassage bei ihm an, wenn ich mich sowieso um ihn kümmere; beim Wickeln zum Beispiel. Ich streichele seine Arme und Beine und mache die große, verbindende Bewegung vom Kopf hinunter zu den Füßchen. Das mag er sehr. Wenn ich ihn bade und seine Händchen sind verschlossen, streichele ich über seine Handrücken. Dann entspannen sich die Hände von selbst, und ich kann die kleinen Innenflächen waschen. Für das Baden und Eincremen hinterher nehme ich mir bewußt etwas mehr Zeit. Ich habe den Eindruck, daß mein kleiner Sohn so die Stimulation und die Streicheleinheiten bekommt, die er braucht.»

Andere Mütter und Väter, die in der Beratungsstelle die Babymassage gelernt und längere Zeit praktiziert haben, stellten fest, daß sie durch das Massieren mehr Selbstvertrauen im Umgang mit ihren Säuglingen gewonnen hatten. Daß sie dadurch die Körpersprache des Babys besser kennenlernen und deswegen auf seine Bedürfnisse schneller und angemessener reagieren konnten. Ihr übereinstimmendes Fazit: Das Kind war ruhig und zufrieden.

Martina Reinhard, eine Mutter von zwei Kindern, die jetzt schon in die Schule gehen, hat das Gefühl, Christian und Claudia seien relativ angstfrei und geschickt, sehr «locker» und selbständig. Sie führt das ganz wesentlich auf die Massage zurück, die sie als Säuglinge genossen haben. Und auch heute werden sie noch massiert, wenn sie Lust dazu haben. Sie sagt: «Meine Kinder haben eine wache Aufmerksamkeit ihrem eigenen Körper gegenüber – etwas, das körperfeindlich erzogene Erwachsene heute zum Teil unter großen Mühen wiederlernen oder überhaupt erst lernen.»

Diese Frage taucht häufig auf, wenn Menschen sich zum erstenmal mit Methoden wie Babymassage befassen und verstehen, welche phantastischen Möglichkeiten Kindern damit eröffnet werden: Was ist mit mir? Ich bin als Säugling nicht massiert worden. Ich habe nicht einmal die Brust bekommen. Vielleicht habe ich sogar eine schweres Geburtstrauma erlitten, oder meine Eltern haben mich allein gelassen, als ich ihre Nähe dringend brauchte. Habe ich überhaupt eine Chance, meine eigenen Schädigungen und Defizite auszugleichen?

Hierfür gibt es sicher keine allgemeingültige Antwort. Doch eines ist sicher: Auch wenn Sie mit Ihrem Baby noch so liebevoll umgehen und ihm noch so gute Startchancen verschaffen – es wird doch auch seine Probleme bekommen und sein «Päckchen zu tragen» haben. Vielleicht ein völlig anderes Päckchen als Ihr eigenes, aber seine Lektion wird es auf alle Fälle lernen müssen. Das gehört zum Menschsein dazu, und niemand kann es dem anderen abnehmen. Der große Unterschied in dieser «Päckchen-Frage» besteht nur darin, ob wir unser Schicksal passiv erleiden oder ob wir die Ärmel aufkrempeln, um das Paket vielleicht besser tragen zu können.

Hilfe zur Selbsthilfe wird heute genügend angeboten; und auch Unterstützung bei der Entscheidung, welcher Weg ein passender sein könnte. In städtischen oder universitären psychotherapeutischen Beratungsstellen, in Einrichtungen wie dem Münchener Gesundheitspark oder in therapeutischen Praxisgemeinschaften können Sie sich beraten lassen, in welcher Weise Sie Ihre Schwierigkeiten angehen können. Speziell für Geburtsschädigungen gibt es heute eine ganze Menge von Therapiemöglichkeiten, die zum Teil hart, aber effektiv sind. Vielleicht ist aber auch eine Atem- oder Körperarbeit richtig für Sie, vielleicht eine Gesprächsgruppe oder eine Gemeinschaft, in der Sie Ihre Kreativität beim Malen, Schreiben, Tanzen, Musizieren weiterentwickeln können. Oder beim Massieren. Es ist nie zu spät. Zwischen unserem ersten und unserem letzten Atemzug liegt eine Menge Zeit, die eine unendliche Auswahl von Wachstums-Möglichkeiten anbietet. Es liegt an uns selbst, diese Möglichkeiten wahrzunehmen.

Kapitel 3
Wie Sie ein Baby glücklich machen
Anleitung zur Massage

Zur Vorbereitung der Babymassage sollten Sie folgende Punkte beachten:

• Stellen Sie sicher, daß Sie während der Zeit, wo Sie massieren – das heißt, etwa zehn bis zwanzig Minuten lang –, wirklich ungestört sind. Unterbrechungen würden Ihnen selbst und besonders dem Kind nicht guttun.

• Legen Sie ein paar Windeln bereit. Es kann bei der Massage ein bißchen feucht werden.

• Der Raum, in dem Sie massieren, sollte warm und frei von Zugluft sein. Im Sommer können Sie auch im Freien, in der Sonne oder im Halbschatten massieren.

• Öl brauchen Sie nur dann, wenn die Babyhaut sehr trocken ist oder wenn Ihre eigenen Hände leicht feucht werden. Benutzen Sie für die Massage auf keinen Fall sogenanntes Babyöl. Es wird aus Petroleum hergestellt und eignet sich nicht für zarte Körperhaut. Dafür ist Pflanzenöl gut, das man in Apotheken, Drogerien, Reformhäusern oder Naturkostläden erhält. Ein wunderbares Massageöl für Babyhaut können

Sie selbst herstellen, indem Sie 50 ml süßes Mandelöl mit einem Tropfen Rosenöl versetzen. Andere ätherische Öle sollten für Säuglinge nicht verwendet werden, weil ihre Haut dazu noch zu empfindlich ist.

• Wenn Sie für Ihre Massage Öl verwenden, geben Sie es nicht direkt auf die Haut, sondern erst auf Ihre eigenen Hände, bis es Ihre Körperwärme angenommen hat. Verwenden Sie es nicht für das Gesicht des Babys. Es könnte in die Augen geraten.

Im Gesicht ist das Öl überhaupt nicht notwendig.

• Stellen Sie das Öl in einem Schälchen gut zugänglich bereit.

• Legen Sie Ihren Schmuck ab, und ziehen Sie Ihre Schuhe aus.

• Achten Sie darauf, daß Ihre Fingernägel kurz sind.

• Waschen Sie Ihre Hände unter warmem Wasser, trocknen Sie sie ab, und reiben oder schütteln Sie sie so lange, bis sie angenehm warm sind.

• Das Baby sollte bei der Massage satt sein. Alle Tageszeiten eignen sich, wenn sie für Sie selbst und das Kind passen. Bei manchen Kindern ist es besonders günstig, sie vor dem Schlafengehen zu massieren, weil so restliche Energie abgesetzt wird und sie besser einschlafen.

• Sie können Ihr Baby auf dem Wickeltisch, auf Ihrem Bett oder auf dem Fußboden massieren, den Sie mit einer Decke und einem weichen, sauberen Handtuch ausgelegt haben.

• Das Kind hat während der Massage nichts an. Sie können aber Körperteile, die Sie gerade nicht behandeln, mit einem Tuch oder einem Kleidungsstück vor kühler Luft schützen.

• Massieren Sie nur, wenn Sie selbst wirklich Lust dazu haben. Entspannen Sie sich mit ein paar tiefen Atemzügen und damit, daß Sie Anspannungen ganz bewußt aus Armen und Beinen «herausschütteln». Vielleicht mögen Sie auch leise und entspannende Musik zur Begleitung.

• Achten Sie auf die Signale des Babys. Es zeigt Ihnen genau, was es mag und was nicht, und auch, wann es genug hat. Gehen Sie darauf ein.

• Es kann sein, daß das Kind zwischendurch eine Zeitlang überhaupt keine Lust hat, massiert zu werden; oder daß es nach sechs, sieben Monaten durch sein eigenes Aktivsein die Massage nur noch ab und zu möchte; oder, wenn es schon laufen kann, nur ab und zu einmal nach dem Baden oder vor dem Schlafengehen. Bieten Sie ihm in diesen Fällen die Massage immer wieder an, aber zwingen Sie es nie dazu. Massiert und gestreichelt zu werden soll nichts anderes als Freude machen. Es soll auf gar keinen Fall zu etwas Therapeutischem oder gar zu einem Zwang werden.

• Manche Babys mögen – aus welchen Gründen auch immer – überhaupt keine Massage. Auch ihnen sollte man ihren Willen lassen. Vielleicht kommen sie später auf den Geschmack (anbieten sollten Sie die Massage immer wieder). Liebevollen Körperkontakt mit Streicheln, Schmusen, kleinen selbstgedichteten Liebesliedern und Fingerspielen werden aber auch sie zu schätzen wissen (dazu sind im Rowohlt-Taschenbuchverlag einige sehr anregende Bücher erschienen, s. Literaturverzeichnis).

• Wenn Ihr Baby zu früh geboren wurde, wenn es behindert oder krank ist, fragen Sie Ihre Hebamme oder Ihren Kinderarzt, wie Sie die Babymassage abwandeln sollen und was Sie besonders beachten müssen.

Grundsätzlich massieren Sie vom Köpfchen hinunter zu den Füßchen, zunächst auf der vorderen Seite des Kindes, dann auf dem Rücken. Rechte und linke Körperseite erhalten gleich viel Zuwendung. Alle Bewegungen werden dreimal wiederholt. Die Haut sollte nicht zu straff gezogen werden. Es geht bei dieser Art des Massierens nicht um eine tiefe Muskelmassage, sondern um ein ganz sanftes Vermitteln von liebevollen Berührungen, das stimulierend wirkt.

Schauen Sie Ihrem Baby in die Augen, während Sie es massieren, und sprechen Sie mit ihm. So vermitteln Sie ihm drei wichtige Anreize: über das Berühren, über das Anschauen und über das Sprechen bzw. Hören.

Der erste Schritt der
Babymassage besteht aus
einem Streichen mit beiden

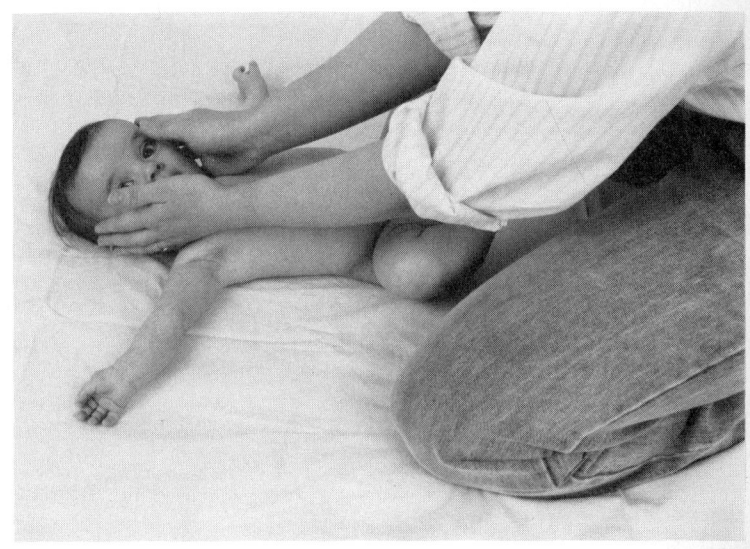

Handflächen vom oberen
Kopf hinunter bis zum
Kinn.

Mit zwei Fingern strei-
cheln Sie die Muskeln am
Hals, hin zu den Oberar-

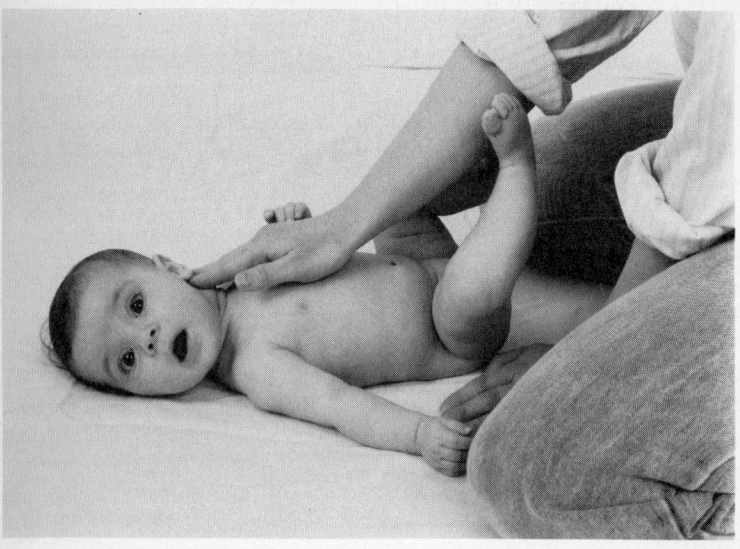

men. Dabei werden
Lymphdrüsen in diesem
Bereich stimuliert. Und
nicht vergessen: Alle
Bewegungen werden drei-
mal ausgeführt.

Jetzt gehen Sie mit zwei Fingerspitzen von der Mitte der Stirn bis zu den Schlä-

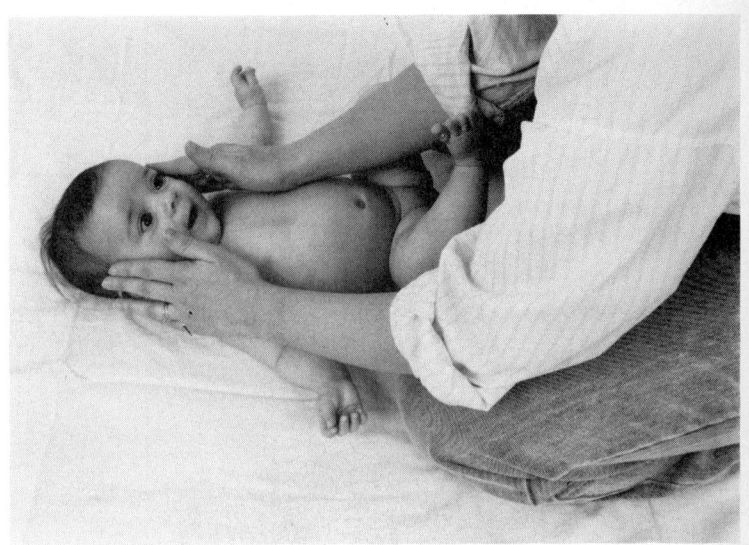

fen. Achten Sie darauf, daß die gesamte Massage die ganze Zeit über fließend ist.

Mit einer Fingerspitze
streichen Sie dem Baby
um die Augen herum. Auf
die Innenseite des Nasen-

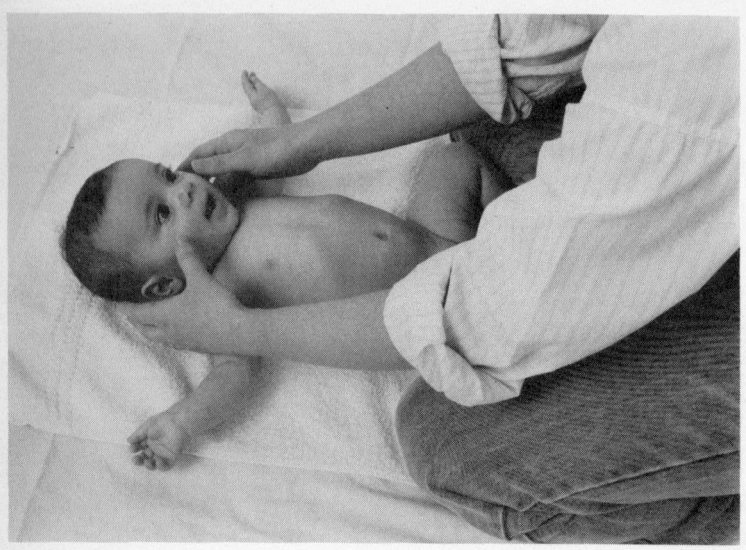

rückens können Sie etwas
mehr Druck ausüben.
Durch das Saugen, das
Zahnen und das Weinen
können sich im Gesicht
des Kindes viele Spannun-
gen ansammeln.
  Lassen Sie sich daher
bei der Gesichtsmassage
viel Zeit.

Mit zwei Fingern bewegen
Sie sich nun vom Nasen-
rücken über die Wangen,
über die Ohren und hinter

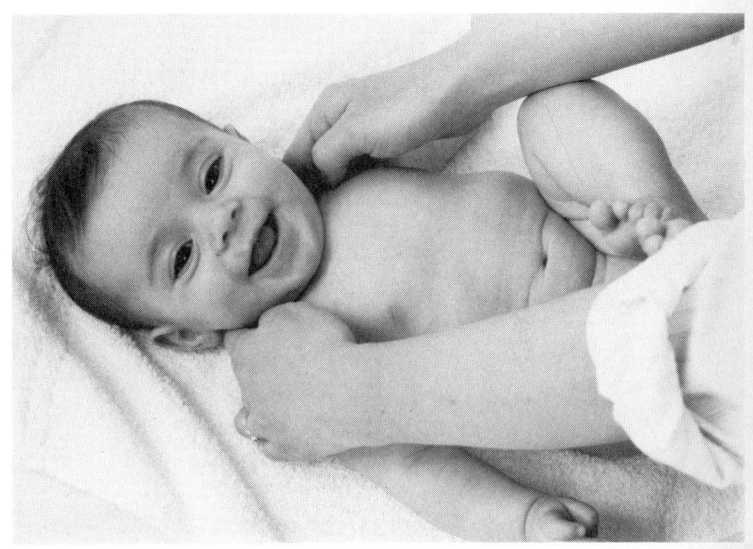

den Ohren entlang. Gehen
Sie mit einer Spitze eines
Fingers der Form der Öhr-
chen nach.

Streichen Sie mit einer
Fingerspitze um den
Mund herum. Das löst
Zunge und Kiefer. Es
macht nichts, wenn das

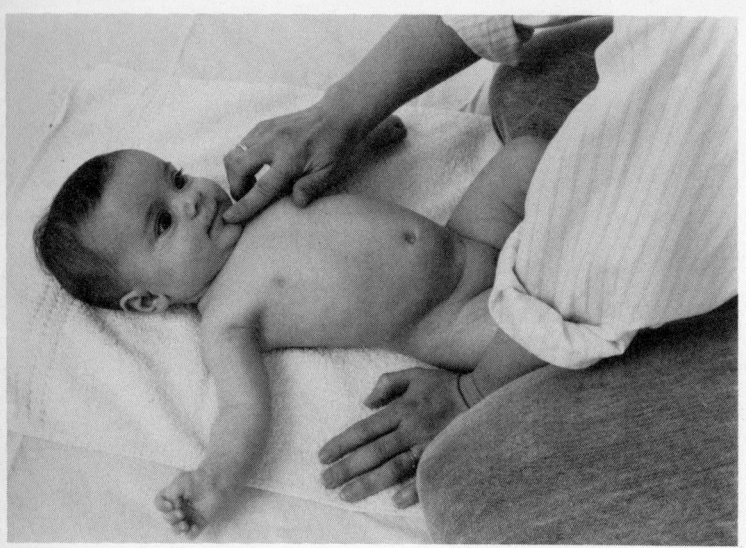

Kind dabei mit seinen
Beinchen zappelt. Da-
durch zeigt es nur Ent-
spannung und Wohlbe-
finden.

Umfassen Sie den einen
Arm des Babys mit Ihrer
einen Hand. Mit der
anderen massieren Sie den
ganzen Arm durch eine

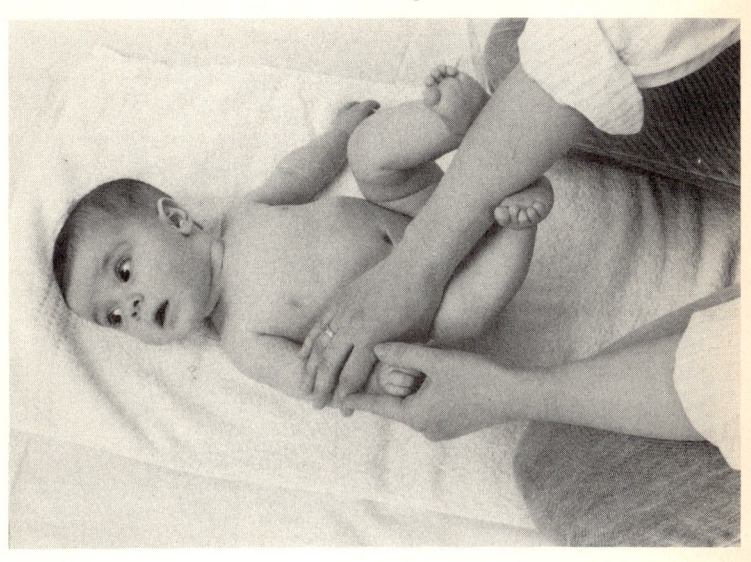

rotierende Bewegung von
den Achselhöhlen bis hin
zu den Händchen. Wieder-
holen Sie dies am anderen
Ärmchen.

Auf der Zeichnung
sehen Sie noch
deutlicher, wie die

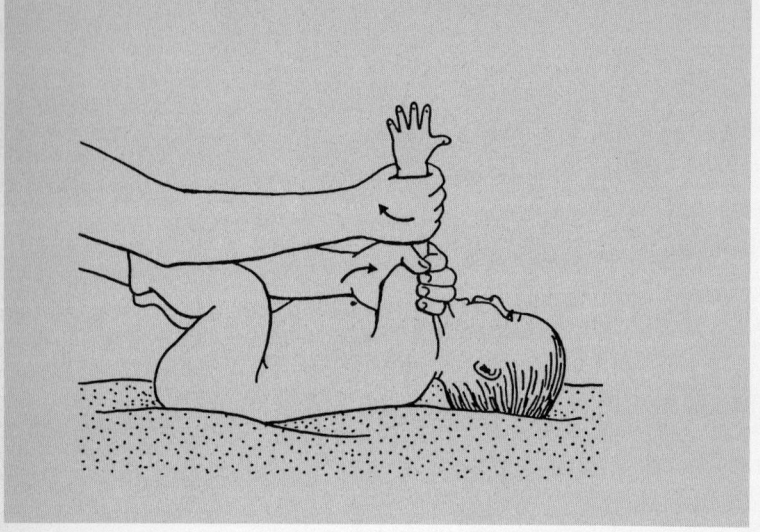

rotierende Bewegung
ausgeführt wird.

Diese Zeichnung illustriert
die Möglichkeit, das Ärm-
chen anschließend von den

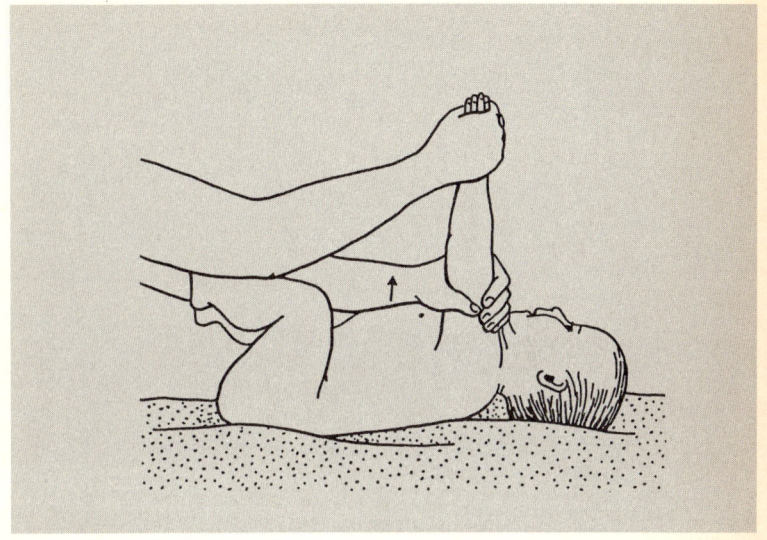

Schultern zur Hand hin zu
streicheln.

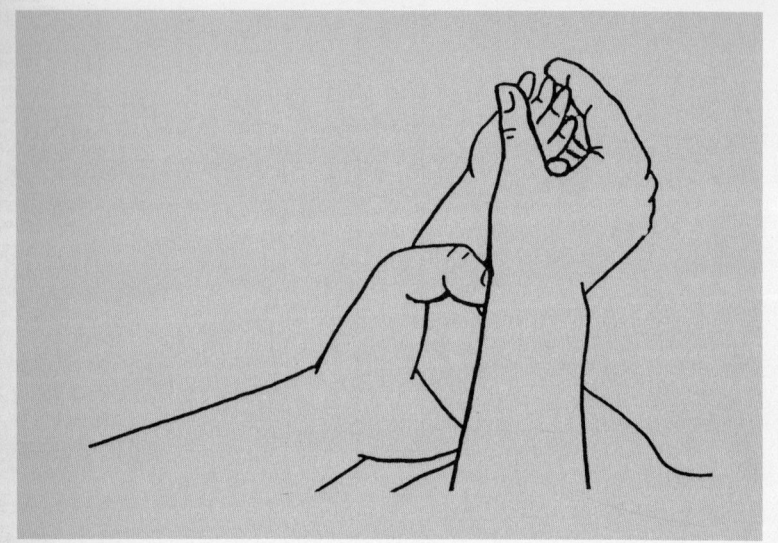

Die Zeichnungen
zeigen Ihnen, was Sie
mit den Händchen

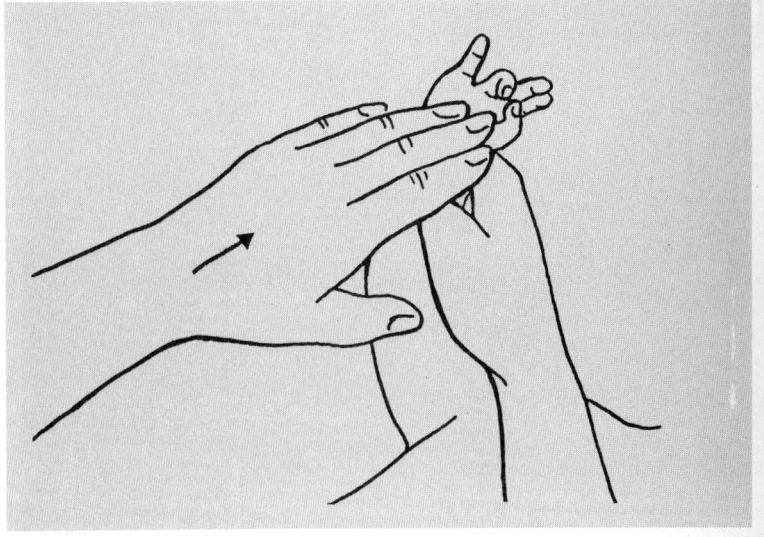

des Babys machen
können.

Öffnen Sie die Händchen
wie einen Fächer. Massie-
ren Sie Handflächen und
Fingerchen mit Ihren

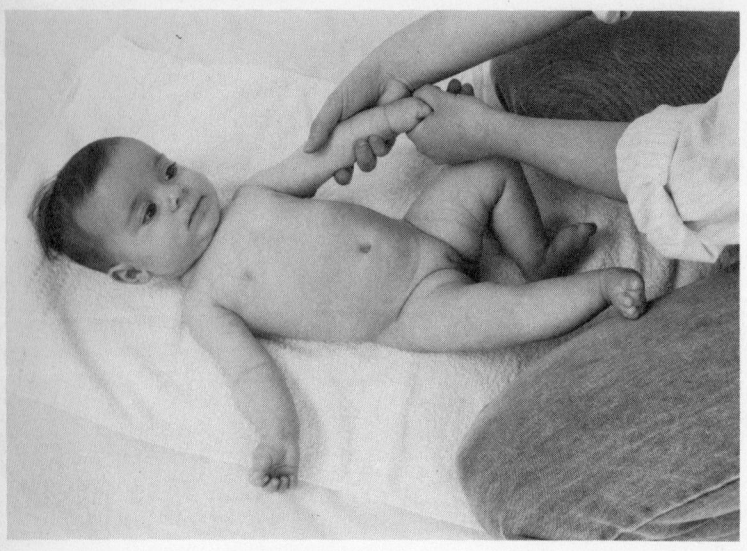

Daumen und Fingerspit-
zen. Das ist gerade für
ganz junge Babys wichtig
und entspannend.

Mit je einem Finger Ihrer
Hände streichen Sie um
die kleinen Rippen herum
– ganz sanft; so, wie es

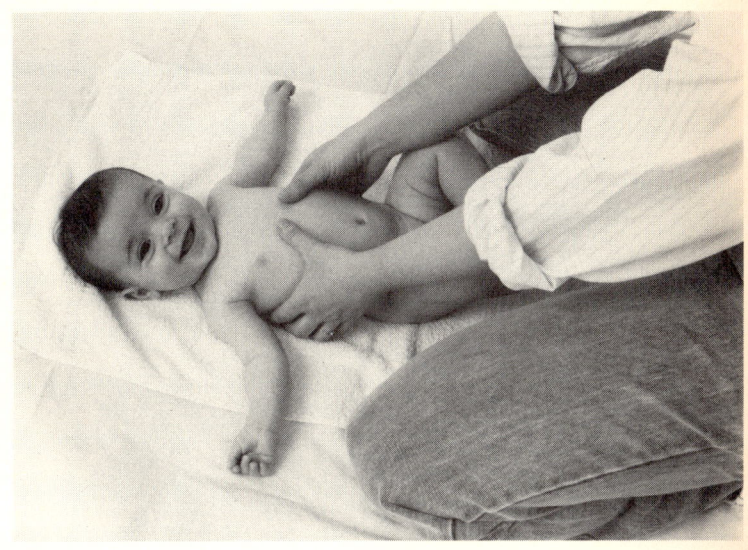

Ihnen auf Ihren Augenli-
dern guttäte.

Beschreiben Sie auf dem
Bäuchlein mit einem
Finger konzentrische

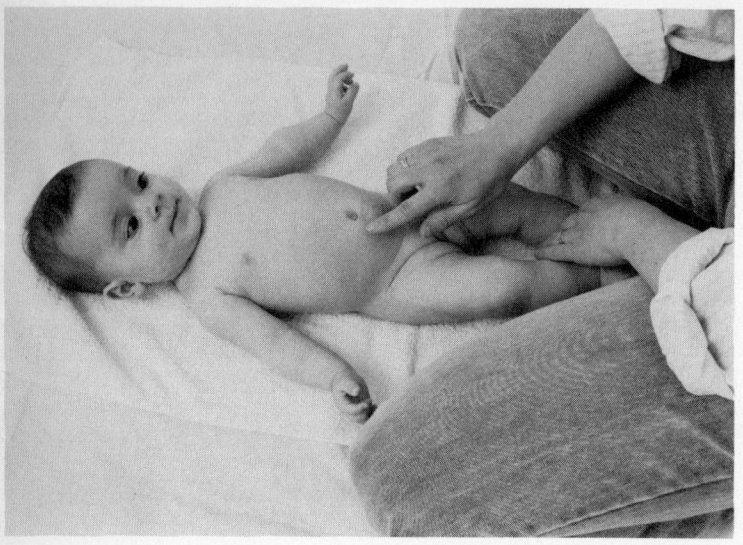

Kreise, die immer größer
werden. Berühren Sie
dabei den Bauchnabel
nicht. Kreisen Sie unbe-
dingt so, wie der Darm
verläuft, das heißt im
Uhrzeigersinn. Dies kann
auch bei Verstopfung und
Blähungen sehr entlastend
wirken. Sie können hier
auch mit der Handfläche
massieren.

Jetzt erfahren die Beinchen die
gleiche Behandlung wie die
Arme: Umfassen Sie ein Bein mit

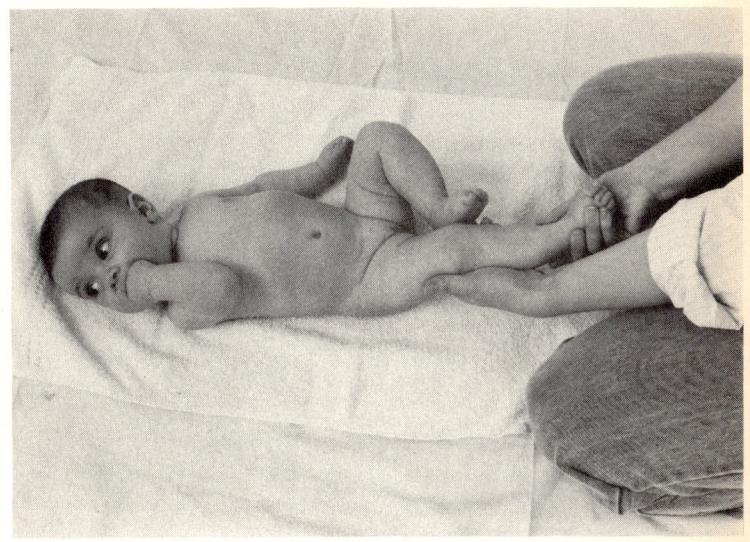

Ihrer eigenen Hand. Mit der
anderen Hand massieren Sie das
ganze Bein mit einer rotierenden
Bewegung vom Oberschenkel bis
hin zu den Füßchen. Wiederholen
Sie die Abfolge am anderen Bein.
Wenn es zu krabbeln und zu
laufen beginnt, hat ein Kind
manchmal Schmerzen in den
Beinen. Solche Schmerzen
werden durch die Massage
gelindert.

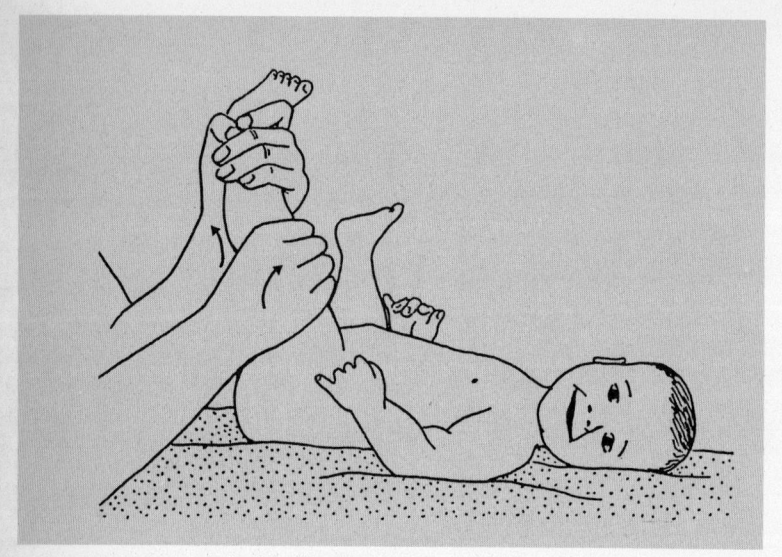

Diese Zeichnungen verdeutlichen, wie Sie mit den
Beinchen verfahren.

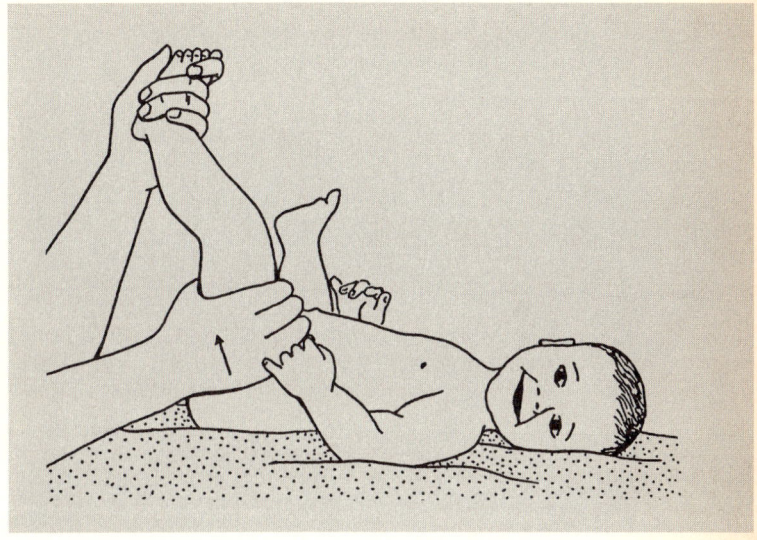

Zum Abschluß der Mas-
sage der Vorderseite des
Babys streicheln Sie mit

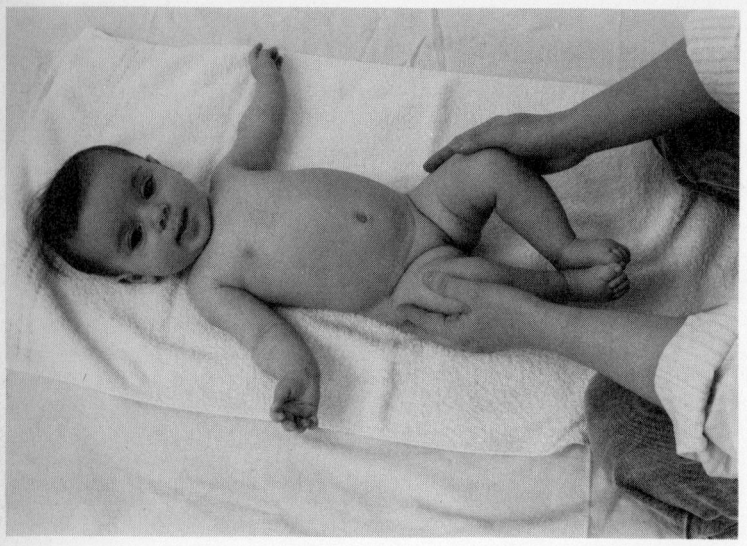

der gesamten inneren
Handfläche über Schul-
tern, Brust, das Bäuch-
lein, die Genitalien und
die Beinchen. Dieser
Abschluß ist sehr wichtig
und wird von dem Baby
besonders genossen.

Die Gechlechtsteile
werden in die Massage
ganz natürlich einbezogen.

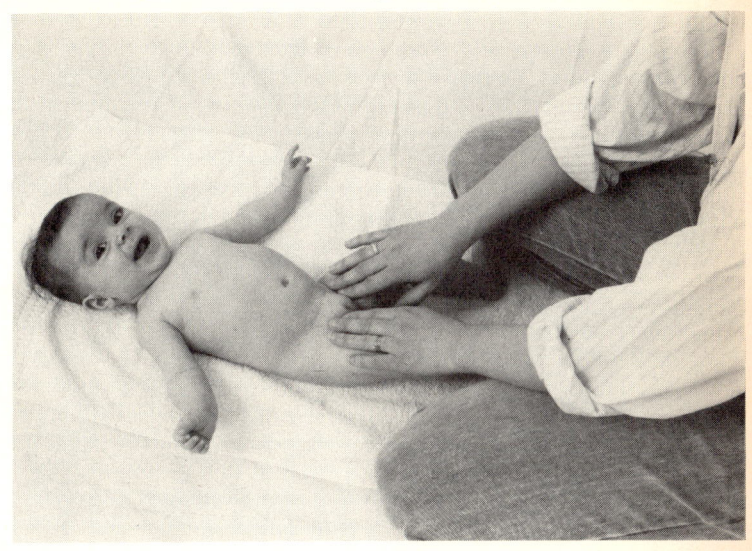

Sie werden weder ignoriert
noch besonders betont.

Legen Sie das Kind auf
den Bauch. Bewegen Sie
mit Ihren Fingerspitzen

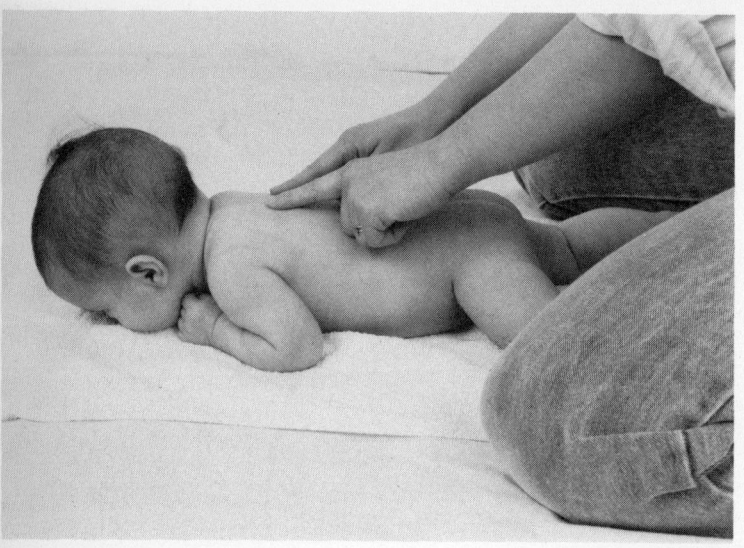

die Muskeln seiner
Schultern sanft in kreis-
runden Bewegungen,
ausgehend vom Nacken
in Richtung Schultern.

Mit zwei Fingern kneten
und massieren Sie vorsichtig die ganze Wirbelsäule.

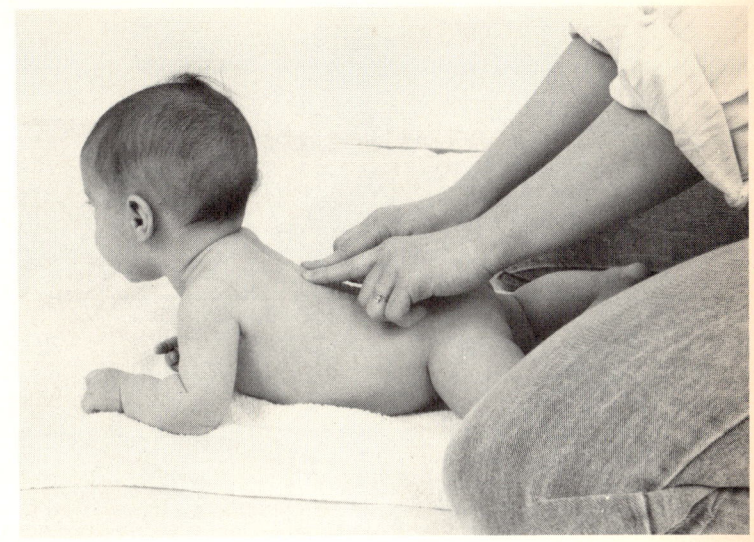

Die Knochen der Wirbel-
säule umkreisen Sie mit
Ihren Fingerspitzen.

Spreizen Sie Ihre Finger
und massieren Sie dem
Kind den Rücken bis hin-

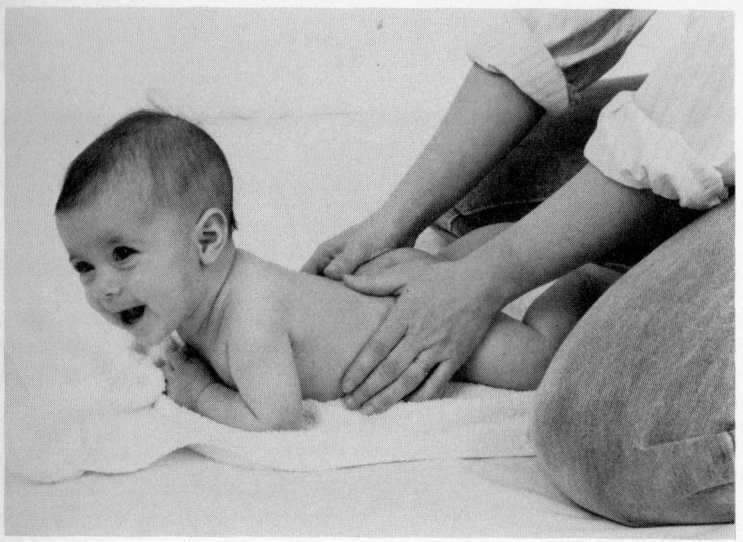

unter zum Po. Versuchen
Sie, dabei möglichst viel
Hautfläche zu erreichen.

Am Po machen Sie mit Ihren
gespreizten Fingern kleine
Schüttelbewegungen. Sie

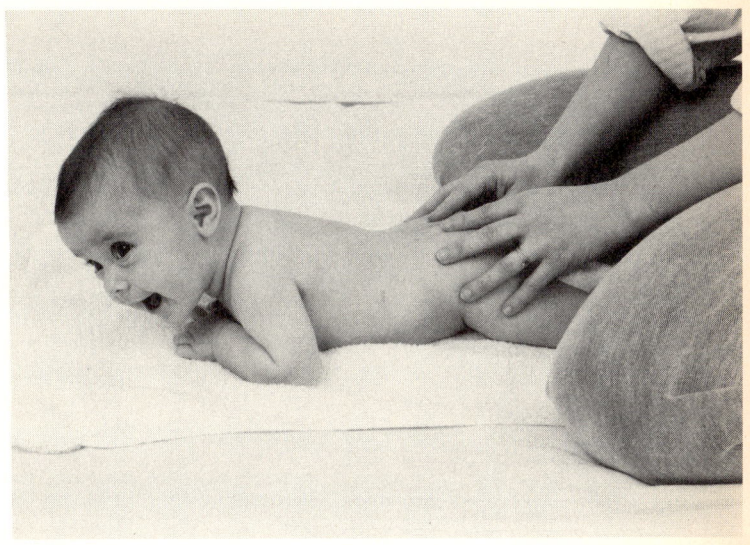

können hier ruhig ein wenig
resoluter zufassen.

Stützen Sie ein Beinchen
mit Ihrer einen Hand.
Umfassen Sie es mit der

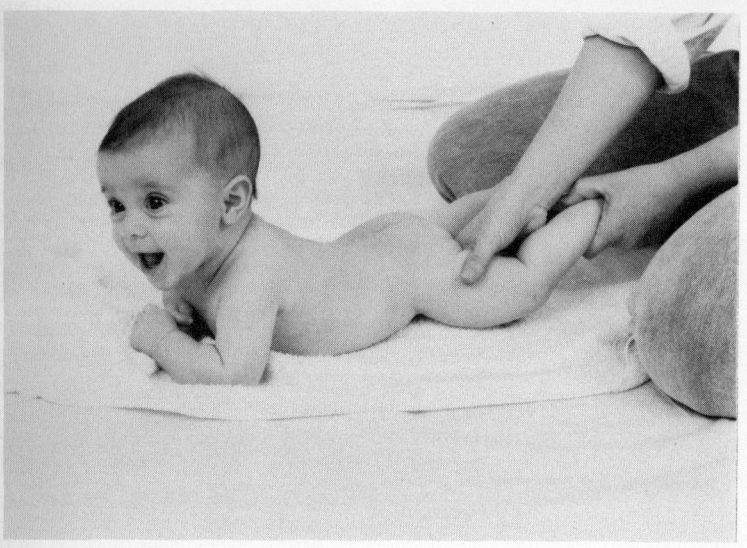

anderen, und massieren
Sie es mit einer rotierenden Bewegung, wie bereits
auf der Vorderseite
praktiziert. Auch hier
wird das Ganze am
anderen Beinchen wieder-
holt und, wie gesagt: Jede
Bewegung führen Sie
dreimal aus.

Drücken und rollen Sie die
Fußsohle des Babys ganz
sanft mit Ihrem Daumen

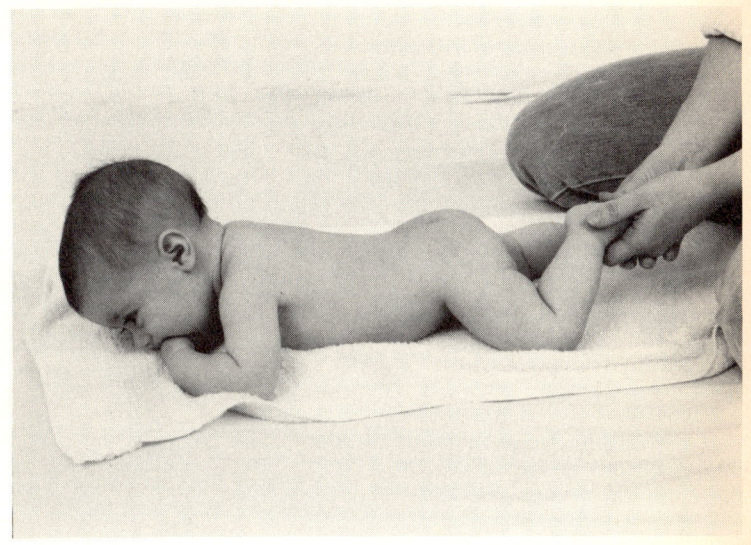

und Zeigefinger. Streichen
Sie der Länge nach über die
Zehen.

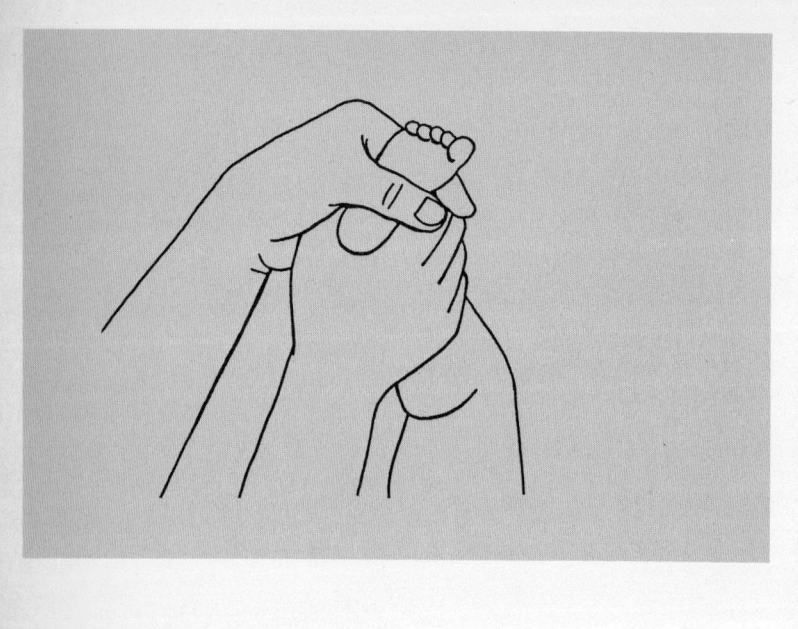

Hier können Sie deutlich
sehen, wie die Fußsohle
gerollt (Zeichnung links)

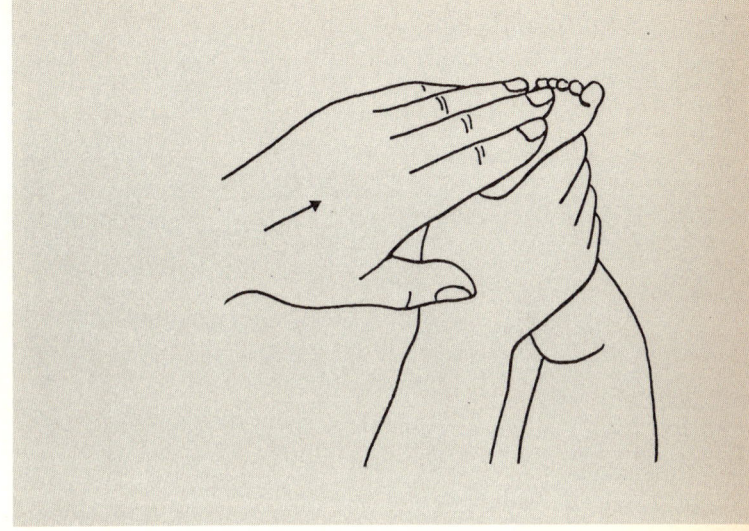

und anschließend mit den
Fingerspitzen gestreichelt
wird (Zeichnung rechts).

Auch in der Bauchlage wird durch das
Streicheln des gesamten Körperchens mit
Ihren beiden Handinnenflächen «die

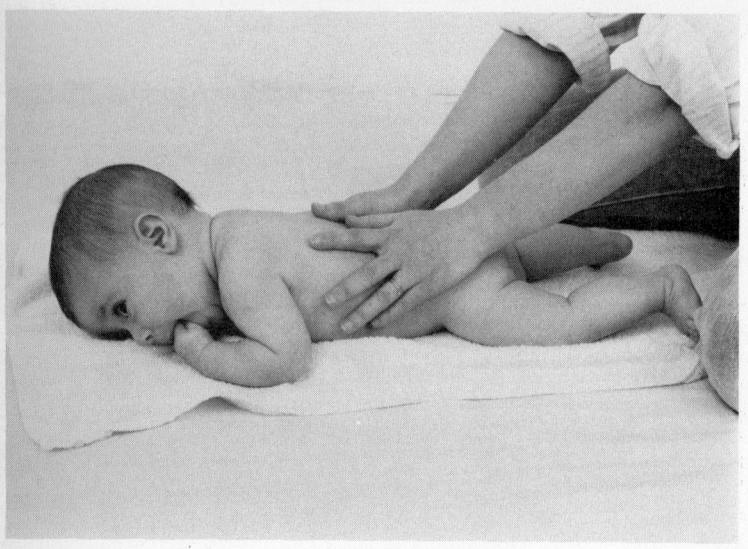

Ganzheit hergestellt»: Das Baby empfin-
det sich jetzt, so könnte man es ausdrük-
ken, nicht mehr als aus verschiedenen
Gliedmaßen zusammengesetzt, sondern als
ein rundes Ganzes. Wie gesagt, dieser Abschluß ist besonders wichtig. Streicheln Sie
Ihr Baby auf dies Art so lange, wie es ihm
und Ihnen selbst gefällt.

Nach der Massage können
Sie das Kind fest in eine
Decke einwickeln und es

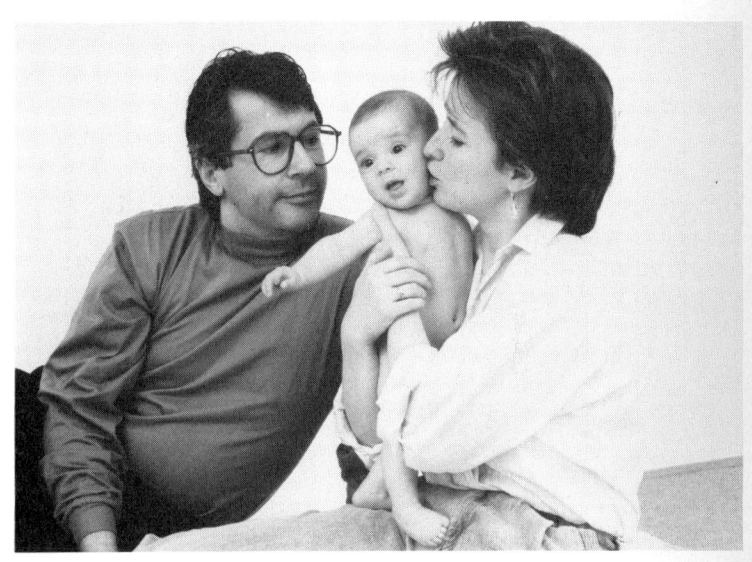

wiegen. So wird sein
Nervensystem stimuliert.
Danach ziehen Sie es
wieder an.

In die «Beratungsstelle für natürliche Geburt und Eltern-Sein» in München kommen zu den dort angebotenen Babymassage-kursen oft beide Eltern. Für die Babys ist es optimal, nicht nur von der Mutter, sondern auch vom Vater die sanfte Massage zu erhalten. Und umgekehrt verhält es sich natürlich genauso: Auch für die Väter ist es wunderschön, ihr Kind zu massieren.

Es sei noch einmal wiederholt: Die hier mit Fotos gezeigte und mit Worten beschriebene Babymassage stellt ein Gerüst dar, an das Sie sich zu Beginn anlehnen können – nicht mehr. Um die Kunst der Babymasssage zu lernen, brauchen Sie einen Meister. Und dieser Meister ist Ihr Baby. Hören Sie auf ihn!

Kapitel 4

Wie Sie ein Kind oder einen Erwachsenen glücklich machen
Anleitung zur Massage

Die Massage für Kinder und für Erwachsene ähnelt im Prinzip der im letztenKapitel beschriebenen Babymassage. Wenn künftige Eltern in der «Beratungsstelle für natürliche Geburt und Eltern-Sein» in München einen Kurs in Babymassage belegen, lernen sie zunächst, sich gegenseitig zu massieren. Das gibt ihnen zum einen ein Gefühl dafür, wie sich anfühlt, was sie später mit ihrem Baby tun werden. Zum anderen ist es für viele das erste Mal, daß sie mit Massage in Berührung kommen – im wahrsten Sinne des Wortes. Und es bedeutet häufig ein wunderschönes, tiefgreifendes Erlebnis, wenn der eigene Körper zärtlich und wohltuend berührt wird, «ohne einen Hintergedanken an Sex, einfach nur so», wie ein junger Vater es ausdrückt.

Was nicht bedeuten soll, daß eine gegenseitige Massage das Liebesspiel nicht ganz besonders schön einleiten kann.

Natürlich ist es sehr angenehm, wenn der Körper des zu massierenden Kindes oder Erwachsenen unbekleidet ist. Wenn das jedoch nicht möglich ist, wirkt die Massage auch durch die Kleidung. Beengende Gürtel sollten allerdings auf jeden Fall gelöst und dicke Pullover ausgezogen werden. Dies ist übrigens ein schöner Trick, Menschen, die sich nicht gern nackt zeigen, dazu zu bringen, etwas für sich tun zu lassen. Sagen Sie einfach: «Du brauchst dich dafür nicht auszuziehen.» Es gibt im Dunstkreis der Münchner Beratungsstelle Kinder, die auf diese Art ihren Großeltern zur ersten Massage ihres Lebens verholfen haben. Fernziel der Beratungsstelle ist eine Art Familienmassage.

Folgende Punkt sollten Sie vor und während der Massage beachten:

• Stellen Sie sicher, daß Sie während der Zeit, wo Sie massieren – das heißt, etwa zehn bis zwanzig Minuten lang –, ungestört sind.

• Auch für diese Massage ist Öl nicht unbedingt notwendig. Wenn jedoch die Haut des zu Massierenden trocken ist oder wenn Ihre eigenen Hände leicht feucht werden, benutzen Sie ein gutes Pflanzenöl, zum Beispiel süßes Mandelöl, das in der Apotheke erhältlich ist. Auch Drogerien, Reformhäuser und Naturkostläden führen pflanzliche Massageöle. Ein besonderer Spaß ist es, zusammen ein ätherisches Öl auszusuchen, dessen Duft beiden besonders gut gefällt, und ein paar Tropfen davon in einem Schälchen mit dem Massageöl zu vermischen. Dann hat man etwas ganz Persönliches. Kindern gefallen Blumendüfte gut – Rosenöl zu Beispiel –, Erwachsene mögen kräftige Düfte wie Bergamotte, Lemongrass oder Rosmarin.

• Der Raum, in dem Sie massieren, sollte warm und frei von Zugluft sein. Im Sommer können Sie auch im Freien, in der Sonne oder im Halbschatten massieren. In diesem Fall eignet sich zur Massage auch Sonnenöl.

• Legen Sie Ihren Schmuck ab, und ziehen Sie Ihre Schuhe aus.

• Achten Sie darauf, daß Ihre Fingernägel kurz sind.

• Waschen Sie Ihre Hände unter warmem Wasser, trocknen Sie sie ab, und reiben Sie sie so lange, bis sie angenehm warm sind.

• Sie können auf einem Massagetisch, einem Bett oder auf dem Fußboden massieren. Der Boden sollte aber mindestens mit einer Decke ausgelegt sein, das heißt, er darf nicht kalt und nicht zu hart sein.

• Wenn der zu Massierende unbekleidet ist, können Sie Körperteile, die Sie gerade nicht behandeln, mit einem Tuch oder einem Kleidungsstück vor kühler Luft schützen.

• Massieren Sie nur, wenn Sie wirklich Lust dazu haben. Entspannen Sie sich mit ein paar tiefen Atemzügen und damit, daß Sie Anspannungen ganz bewußt aus Armen und Beinen «herausschütteln». Vielleicht mögen Sie und die zu massierende Person auch leise und entspannende Musik zur Begleitung.

• Fragen Sie die Person, die Sie massieren, was ihr angenehm ist. Bei Erwachsenen ist es gerade im Nackenbereich manchmal notwendig, daß ziemlich resolut zugegriffen wird, um Spannungen zu lösen. Tun Sie das ruhig in dem Maße, wie es dem anderen behagt. Solange Sie am Muskelgewebe bleiben, können Sie dabei keinerlei Schaden anrichten. Massieren Sie aber grundsätzlich nicht direkt über Knochen.

• Vermeiden Sie es auch, über Entzündungen und blauen Flecken zu massieren.

• Sollte bei unreiner Haut im Gesicht oder am Rücken während der Behandlung ein Pickelchen aufgehen, desinfizieren Sie es mit Alkohol oder Gesichtswasser, decken Sie es mit einem Pflaster ab und umgehen Sie die Stelle, während Sie weitermassieren. Desinfizieren und waschen Sie auch die eigenen Hände, bevor Sie weitermassieren.

• Die meisten Kinder haben tagsüber alles andere zu tun, als stillzuliegen. Deswegen ist für sie vor dem Schlafengehen, wenn sie sowieso schon auf Entspannung eingestellt sind, der beste Zeitpunkt für eine Massage. Besonders schön ist, wenn Sie Ihrem Kind nach der Behandlung eine Idee auf die Reise ins Land der Täume mitgeben. Zum Beispiel: «Stell dir vor, du liegst in einer superweichen, weißen Wolke und schwebst mit ihr in den Schlaf.» Oder erinnern Sie es an einen Platz, an dem es sich mal besonders wohl gefühlt hat; vielleicht dort, wo Sie einmal gemeinsam im Urlaub gewesen sind. Schlagen Sie ihm vor, sich hineinzuversetzen, wie gut es ihm dort gegangen ist, und die Vorstellung mit in seine Träume zu nehmen. Eine liebevolle Massage und die Idee für eine solche Visualisierung sind das Schönste und Effektivste, was Sie für Ihr Kind tun können. Und wenn es Kummer hat oder krank ist, wirkt das besser als Medikamente. (Bei Fieber sollten Sie allerdings nicht massieren, sondern Körperkontakt nur über leichtes Streicheln und In-den-Arm-Nehmen herstellen.)

Grundsätzlich massieren Sie vom Kopf
hinunter zu den Füßen, zunächst die
vordere Körperseite, dann die Rücksei-

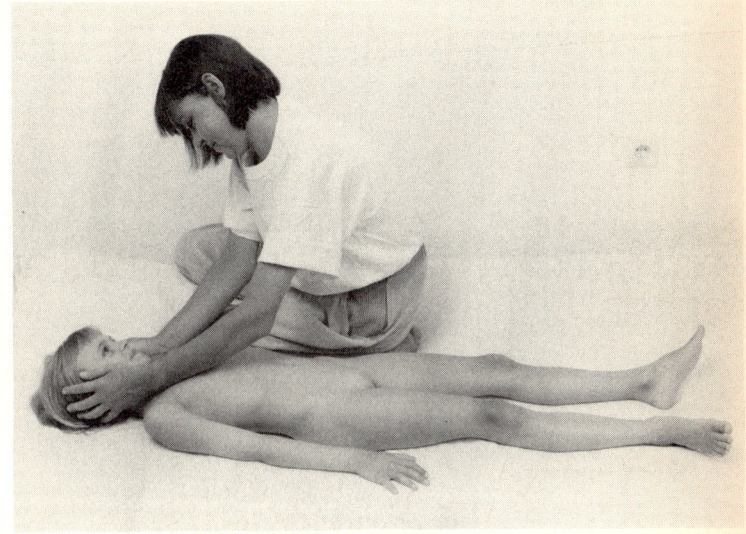

te. Rechte und linke Körperseite erhalten gleich viel Zuwendung. Alle Bewegungen werden mindestens dreimal
wiederholt. Die Haut sollte nicht zu
straff gezogen werden. Der erste Schritt
der Massage besteht aus einem Streichen
mit beiden Handflächen vom oberen
Kopf hinunter bis zum Kinn.

Wiederholen Sie dieses Streichen
dreimal. Veranschlagen Sie fast
die Hälfte der Zeit, die Sie für die

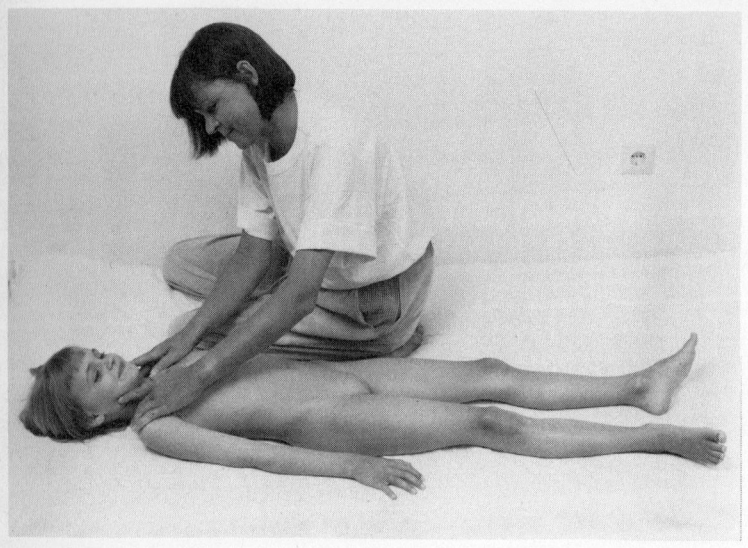

Massage aufwenden wollen, für
die Behandlung des Gesichts.
Hier sind immer besonders viele
Spannungen vorhanden, und die
Berührung fühlt sich hier ganz
besonders angenehm an.

Jetzt gehen Sie mit den
Fingerspitzen von der
Mitte der Stirn bis zu den

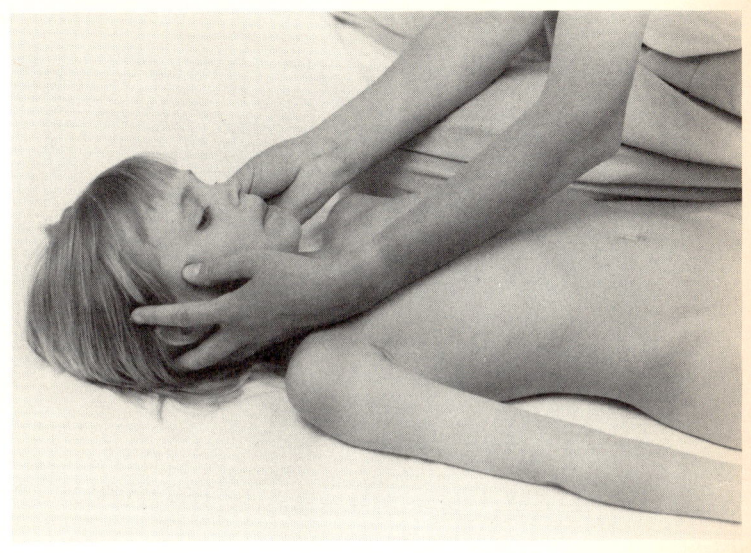

Schläfen. Achten Sie
darauf, daß Ihre Bewe-
gungen nirgendwo abbre-
chen. Die gesamte Massa-
ge sollte die ganze Zeit
über fließend sein.

Setzen Sie die Fingerspitzen ganz
leicht auf die Wangen, und machen
Sie aus dem Handgelenk eine kleine

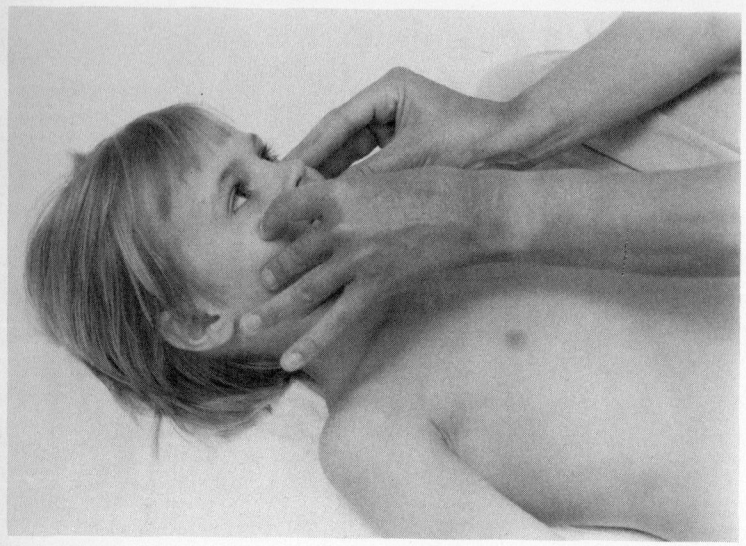

Bewegung zwischen Zittern und
Schütteln, ungefähr so, als wollten
Sie einen Wackelpeter in leichtes
Wabbeln versetzen. Dieses Schütteln
spielt bei der gesamten Massage eine
Rolle. Es erreicht die Nervenenden
und bewirkt dadurch eine Anregung
und Energetisierung der Haut.

«Schütteln» Sie auch um
den Halsansatz herum.
Hier sitzen wichtige

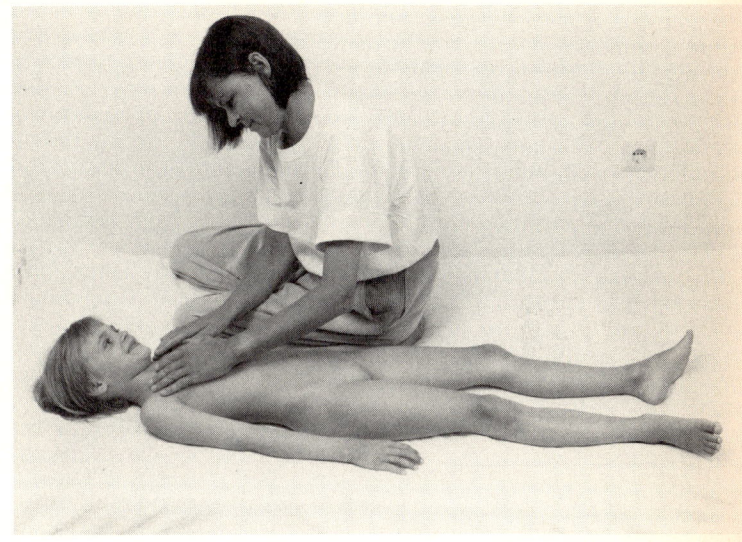

Drüsen, die angeregt
werden sollen.

Fragen Sie Ihren Massagepartner, ob er an seinem Kopf noch irgendeine Bewegung haben möchte. Es könnte zum Beispiel sein,

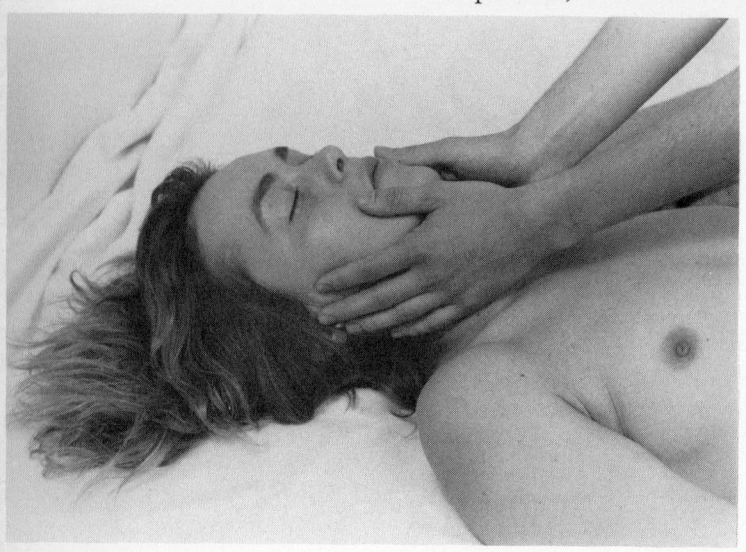

daß ein Erwachsener zwischen den Augen oder an der Nasenwurzel oder an der Stirn noch starke Spannungen verspürt. Hier können Sie die Fingerspitzen aufsetzen, leichten Druck ausüben und kleine Kreisbewegungen machen. Spüren Sie besonders starke Spannungen, nehmen Sie zwischendurch immer wieder die Hände vom Kopf des zu Behandelnden, und schütteln Sie sie leicht in der Luft aus. Stellen Sie sich dabei vor, alle Spannung fliege hinaus in die Atmosphäre.

Wenn Ihr Partner einverstanden ist, beenden Sie jetzt die Behandlung des Kopfes. Streichen Sie zum Abschluß noch dreimal mit beiden Handflächen über das Gesicht, um «die Ganzheit wiederherzustellen».

Umfassen Sie jeden Arm
mit einer Hand – bei Er-
wachsenen, wenn sie groß

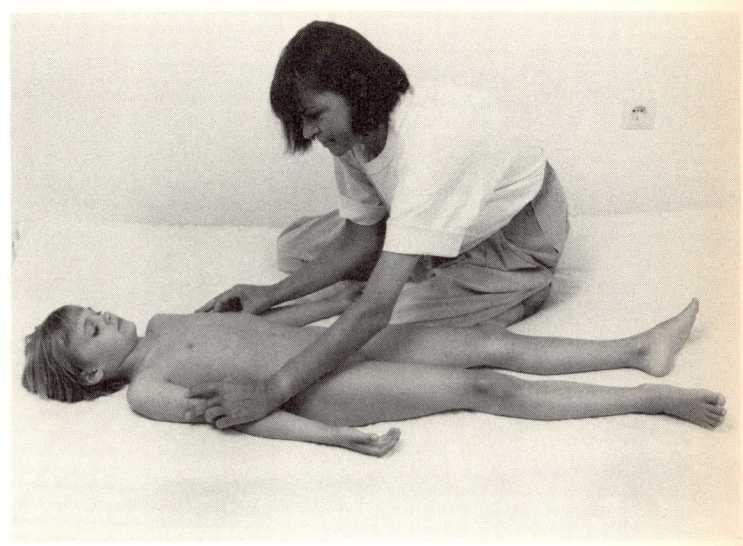

sind, behandeln Sie erst
den einen, dann den
anderen Arm –, und
streichen Sie hinunter bis
zu den Händen. Wie
gesagt, jede Bewegung
wird mindestens dreimal
wiederholt.

Halten Sie erst die eine,
dann die andere Hand mit
einer Ihrer Hände fest,

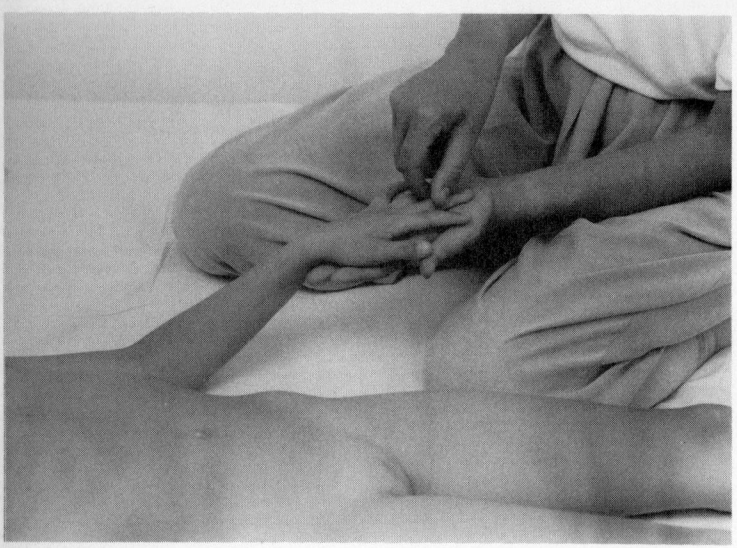

und streicheln Sie jeden
Finger einzeln zwischen
Daumen, Zeige- und
Mittelfinger.

Machen Sie auf dem Arm und auf
dem Handrücken wieder die
kleinen Schüttelbewegungen.

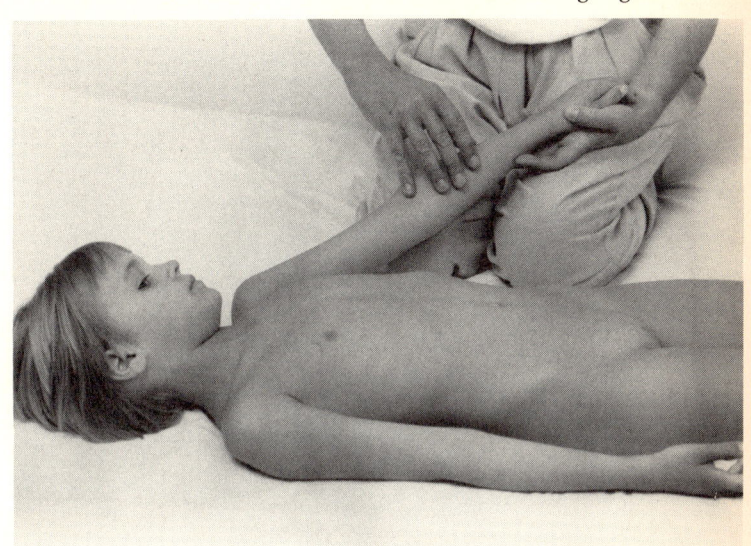

Dieses Schütteln wirkt übrigens
auch durch die Kleider. Es
vermittelt ein unglaublich
wohltuendes Gefühl, das manchmal Gänsehaut verursacht.

In der Leiste sitzen auch wichtige Drüsen, die Sie mit dem Schütteln aktivieren.

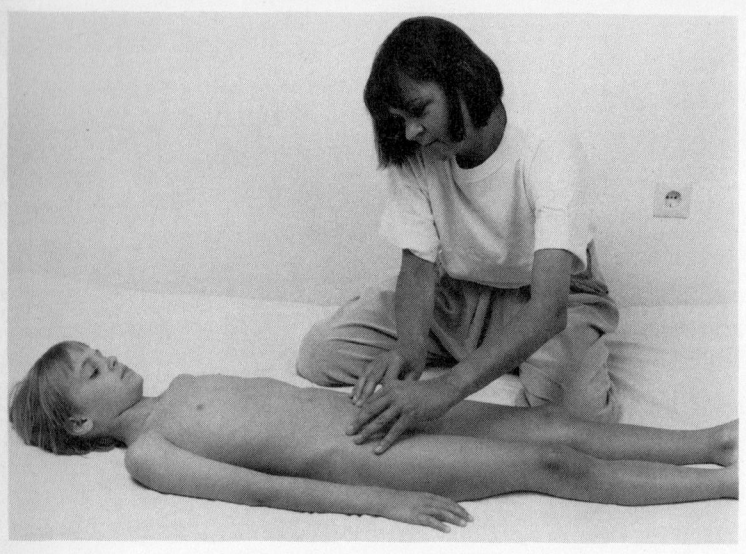

Machen Sie die kleinen Schüttelbewegungen
mit Ihren Fingern über die gesamten Beine
verteilt, von oben nach unten.

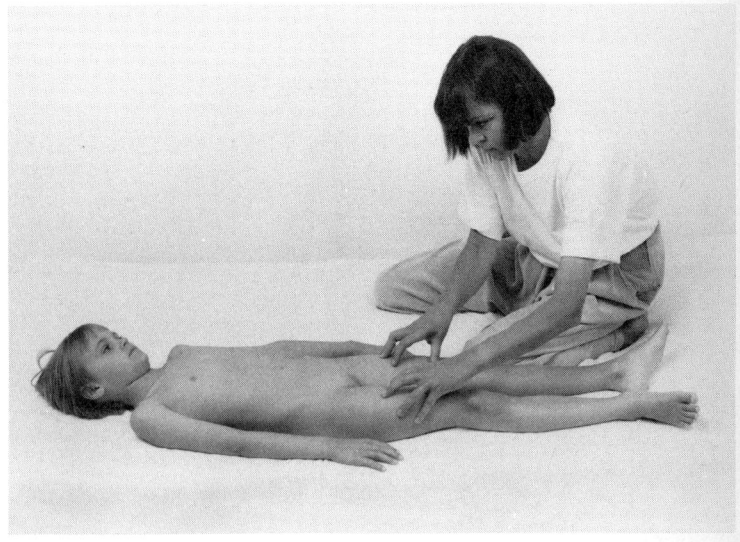

Die Beine werden mit beiden Händen zu
den Füßen hin ausgestrichen. (Bei großen
Erwachsenen wieder erst das eine, dann das
andere Bein.) Gehen Sie mit Ihren Händen
etwas über die Füße hinaus, und enden Sie
mit einem leichten Ausschütteln. Stellen Sie
sich dabei vor, daß alle Spannungen aus dem
Körper Ihres Partners herausgehen und sich
in der Luft verflüchtigen.

Nehmen Sie einen Fuß in eine
Hand. Behandeln Sie mit der
anderen jeden Zeh einzeln,

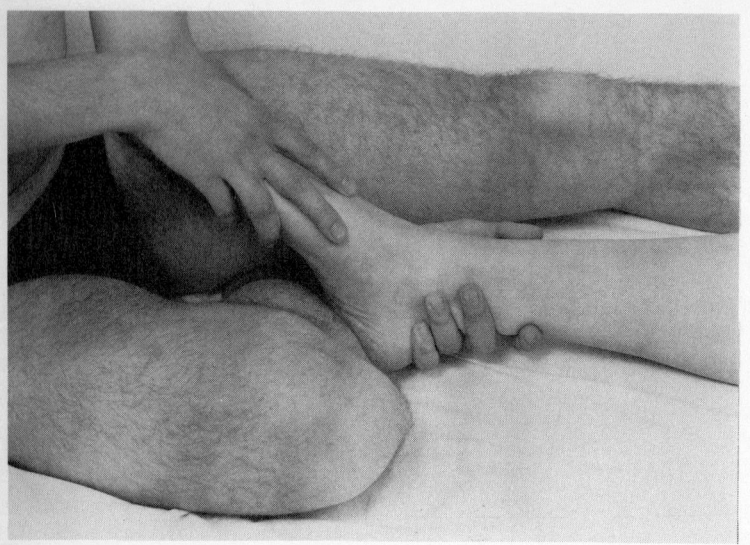

indem Sie ihn mit dem Daumen
und Mittel- und Zeigefinger
streicheln. Dann kommt der
andere Fuß dran. Wenn es Ihrem
Partner angenehm ist, können Sie
auch jeden Fuß einzeln mit zwei
Händen sanft durchkneten.

Fragen Sie Ihren Partner,
ob Sie jetzt die vordere
Körperseite «abschließen»

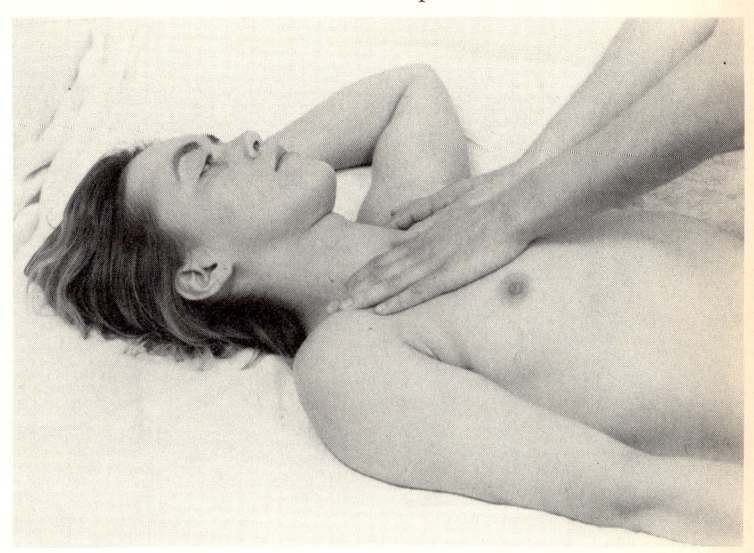

können. Streichen Sie nun
von den Schultern über
den Brustkorb oder die
Arme, den Bauch und die
Beine hinunter zu den
Füßen, um dem massier-
ten Körper wieder das
Gefühl von Ganzheit zu
vermitteln. Vergessen Sie
das nie, es ist sehr wichtig.

Nun dreht sich Ihr «Patient»
auf den Bauch. Streichen
Sie über den Hinterkopf. Auch

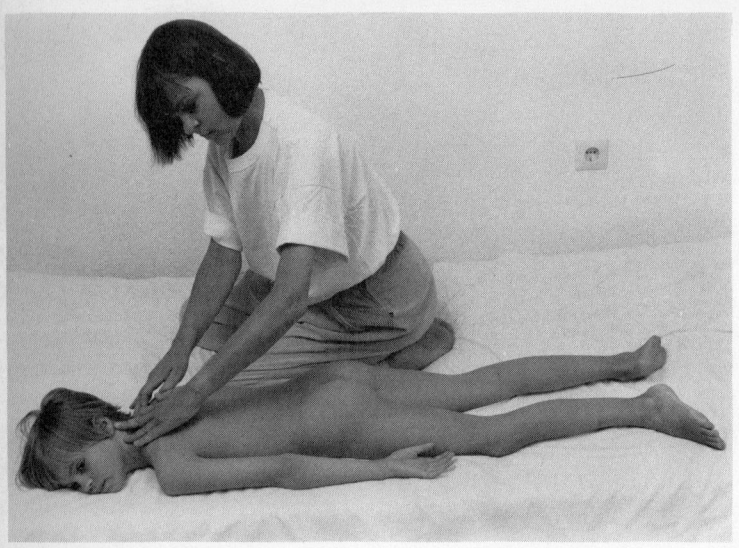

hier werden alle Bewegungen
jeweils dreimal ausgeführt.

Streichen Sie die Schulter-
blätter von oben nach
unten und seitwärts.

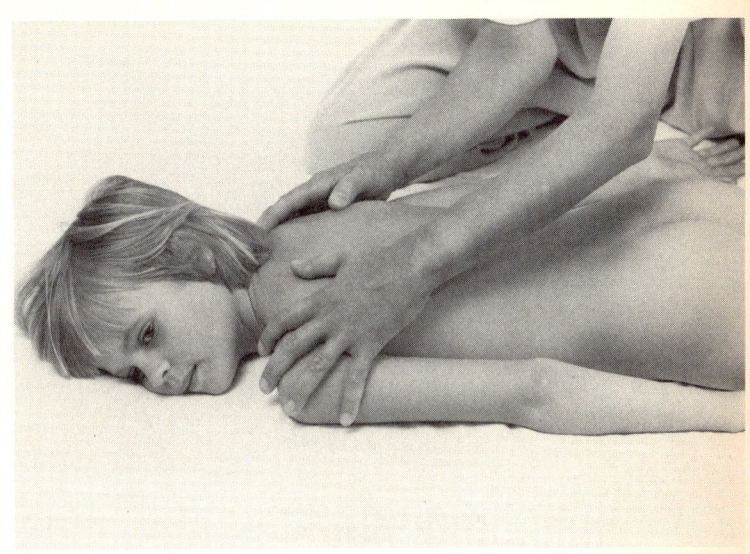

Verteilen Sie die kleinen Schüttelbewegungen
mit den Fingerspitzen über Schultern, Nacken
und den gesamten Rücken. Fragen Sie Ihren

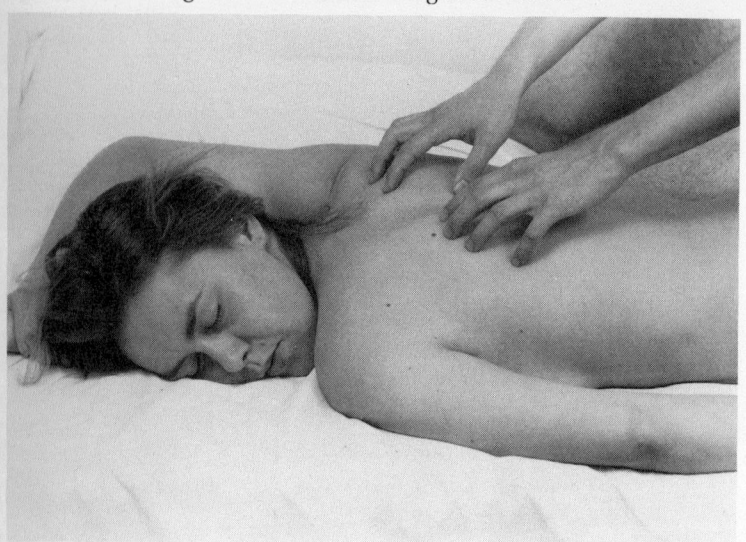

Massagepartner, welche Art Berührungen er
sonst noch am Nacken, an den Schultern oder
am Rücken haben möchte. Häufig sitzen bei
Erwachsenen im Nackenbereich Spannungen,
die mit relativ kräftigem Zupacken und Kneten
gelöst werden können. Solange es dem anderen
angenehm ist und Sie sich im Muskelgewebe
«aufhalten», können Sie nichts falsch machen.
Vermeiden Sie allerdings, über blauen Flecken
und direkt über Knochen zu massieren.

Verteilen Sie das Schütteln
über den ganzen Gesäßbe-
reich. Hier können die

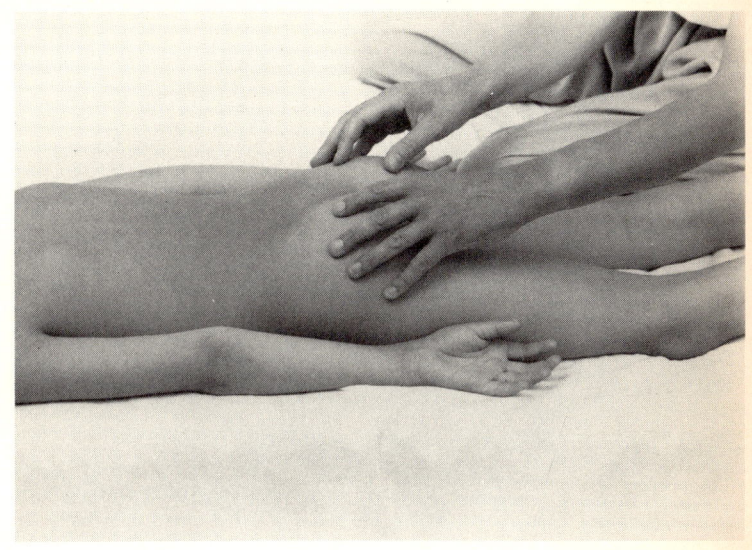

Bewegungen ruhig etwas
kräftiger sein als an den
anderen Körperteilen.

Umfassen Sie wieder die Arme,
machen Sie zunächst die rotierenden
Bewegungen, und streichen Sie sie

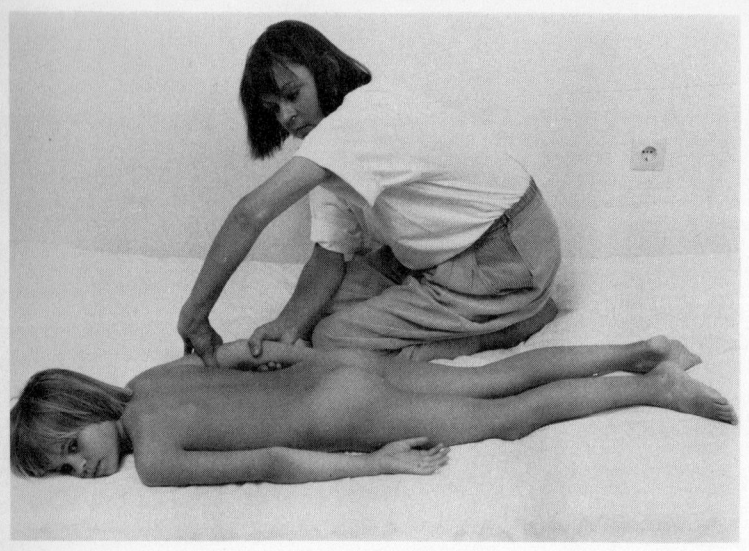

aus, genau wie bei der Behandlung
der Vorderseite (im Babymassage-
Kapitel verdeutlicht Ihnen eine
Zeichnung den Bewegungsablauf).

Drücken Sie mit Ihrem Daumen die Hand-Innenflächen
Ihres Massagepartners.

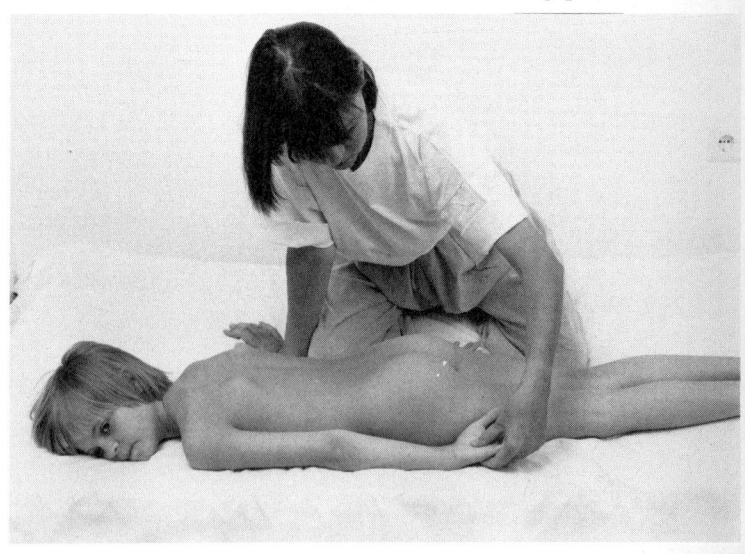

Wie bei der Vorderseite streichen Sie mit
Ihren Handinnenflächen von oben bis
unten über die Beine und schütteln Sie Ihre

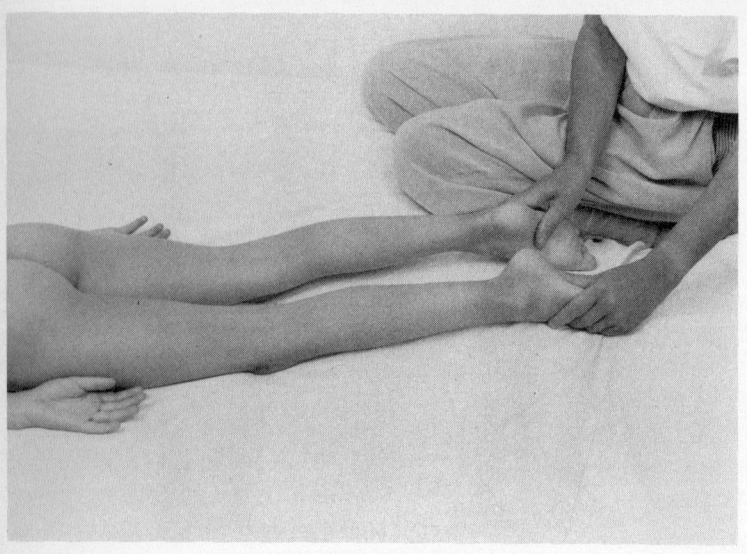

Hände leicht aus. Stellen Sie sich vor, alle
Spannungen aus dem Körper des anderen
gingen hinaus in die Atmosphäre.

Verteilen Sie die kleinen Schüttelbewegungen Ihrer Finger von oben bis unten
über die ganzen Beine.

Massieren Sie die Fußsohlen mit leich-
tem Druck, und streicheln Sie die einzelnen
Zehen. Fragen Sie, was der andere sonst
noch in diesem Bereich möchte.

Zum Abschluß verbinden Sie
alle Körperteile mit großen
Streichbewegungen Ihrer

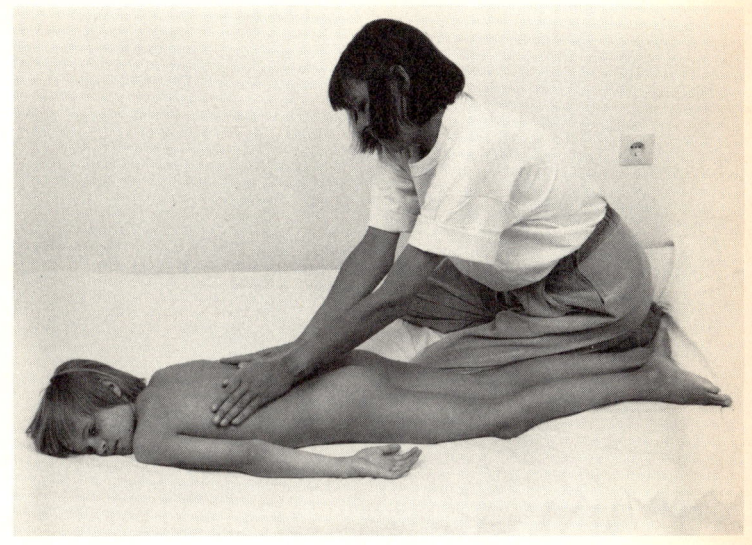

Hand-Innenflächen vom
Scheitel bis zu den Zehenspitzen und vom Scheitel bis
zu den Fingerspitzen.

Achten Sie darauf, daß Sie selbst es während der ganzen Massage bequem haben. Hocken, knien, setzen, stellen Sie sich immer so, daß es Ihnen

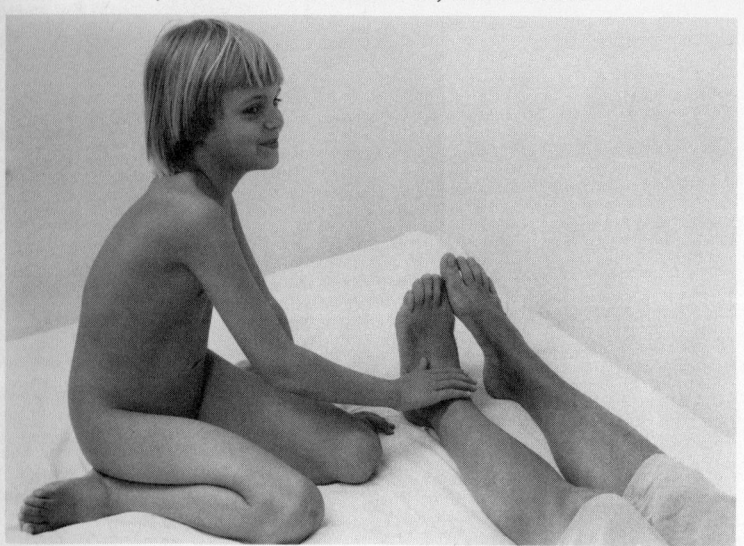

angenehm ist und daß sich nichts verspannt. Sollten Sie zwischendurch doch eine Spannung empfinden, schütteln Sie diesen Körperteil aus, oder drehen Sie ihn ein paarmal hin und her, daß alles wieder an die richtige Stelle kommt. Wenn Sie wollen, rollen Sie nach dem Massieren ein paarmal auf dem Rücken hin und her.

Vielleicht hat Ihr Partner ja Lust, Ihnen eine ganze Massage zurückzugeben, oder eine Kurz-version davon. Nehmen Sie sie an! Für ein Kind kann es eine wunderschöne Sache sein, sich zu revanchieren und in dieser Situation einmal als gleichberechtigt angesehen zu werden.

Kapitel 5
Ein Ritual für mich allein
Tips zur Selbstmassage

Lange Zeit wurde der Begriff «Selbstliebe» kaum benutzt und wenn, dann haftete ihm etwas Anrüchiges an. Seit kurzem hört man ihn häufiger, und sein Ansehen steigt. Selbstliebe wird nicht mehr so häufig als Egoismus gesehen, sondern als die Erfüllung des biblischen Gebotes: «Du sollst deinen Nächsten lieben *wie dich selbst*.»

Gerade Frauen und Mütter meinten häufig, sich immer erst um die anderen kümmern zu müssen und erst ganz zum Schluß etwas für sich selbst tun zu dürfen – wenn überhaupt; ihre Liebe an Mann und Kinder verschwenden zu müssen, während die Liebe zu sich selbst möglicherweise auf der Strecke blieb. Inzwischen spricht sich langsam herum, daß es für alle Beteiligten auf die Dauer gesünder ist, wenn innerhalb der Familie jeder und jede zu seinem und ihrem Recht kommt, statt daß sich eine Person für die anderen aufopfert. Und daß eine organisch entwickelte Selbstliebe sich in liebevollen Äußerungen verschiedenster Art an die Umwelt mitteilt und damit einen äußerst positiven Kreislauf in Gang setzt.

Eine bestmöglich ausgewogene Situation wäre die, daß Vater und Mutter zu gleichen Anteilen ihr Baby, später ihr Kind massieren und daß sie sich auch gegenseitig sanfte Massagen geben.

Leider erlaubt unser Alltag eine solche Ausgewogenheit nur in Ausnahmefällen; und gerade dann, wenn es besonders notwendig wäre, ein Gegenüber zu haben, ist man häufig allein. Stellen Sie sich vor, Sie würden sich an einem bestimmten Tag wünschen, selbst massiert zu werden, aber es ist niemand dafür verfügbar. Oder Sie leben zur Zeit ganz ohne Partner oder Partnerin, und es besteht momentan gar keine Hoffnung auf Streicheleinheiten von einem anderen Erwachsenen. Oder Sie haben einfach Lust, selbst lieb zu sich zu sein. Für all diese Fälle gibt es einige Möglichkeiten, etwas für das eigene körperliche Wohlbefinden zu tun. Sicher ist das nicht vergleichbar mit der Berührung durch einen geliebten Menschen, aber es ist auch sehr angenehm für Körper, Geist und Seele.

• Die erste Möglichkeit ist, sich bei einem Berufsmasseur/ einer Berufsmasseurin massieren zu lassen. Es kann Spaß machen, verschiedene Richtungen wie Shiatsu (dabei werden bestimmte Energieflüsse im Körper stimuliert) oder Polarity-Massage auszuprobieren. (Dabei wird ganz bewußt mit der Erkenntnis gearbeitet, daß es besonders wirkungsvoll ist, wenn die rechte Hand den linken Körperteil massiert – und umgekehrt.)

• Lassen Sie sich grundsätzlich nur von Menschen massieren, die Ihnen sympathisch sind. Und seien Sie auch für weitere Mitteilungen Ihres Körpers sensibel: Wenn Sie das Gefühl haben, daß bestimmte Griffe Ihnen nicht guttun: Geben Sie Laut.

• Ein Besuch bei einer Kosmetikerin schließt meistens eine Massage von Nacken und Dekolleté ein. Auch dies ist eine gute Möglichkeit, ein paar Streicheleinheiten zu bekommen. Sollten Sie Angst vor den Kosten haben: In größeren Städten gibt es Ausbildungsinstitute für Masseure und Kosmetikerinnen, die zu bestimmten Zeiten Modelle benötigen. Die Behandlungen sind entweder ganz umsonst, oder Sie zahlen einen geringen Betrag. Es ist immer ausgebildetes Fachpersonal dabei; Sie gehen also nicht das Risiko ein, falsch behandelt zu werden.

• Sie können Ihren Friseur oder Ihre Friseurin darum bitten, Ihnen beim Haarewaschen eine besonders intensive Kopfhautmassage zu geben. Das kann eine himmlische Wohltat sein!

• Viele Volkshochschulen bieten Einführungskurse in Massage an. Dabei wird in Partnerübungen Massage praktiziert.

• Ein Saunabesuch mit den vielen Reizen von heiß und kalt und von gezielten Wasseranwendungen kann – ebenso wie ein Schwimmbadbesuch – fast auch unter die Kategorie «Massage» gerechnet werden. Im übrigen gibt es für die heimische Dusche verstellbare Massageköpfe, die sehr wirkungsvoll sind.

Selbstmassage im eigentlichen Sinne ist ein begrenztes Unterfangen, weil man an viele Teile des Rückens, der bei der Massage ja eine so wichtige Rolle spielt, nicht herankommt.

• Verspannungen im Nacken- und im Schulterbereich allerdings kann man auch allein recht gut behandeln. Wichtig ist, daß die Muskeln dabei möglichst entspannt sind. Zu diesem Zweck kann man seinen Kopf während des Massierens an einer Wand abstützen.

Wenn die Nackenmuskeln
verkrampft sind oder nach
Berührung verlangen, kann

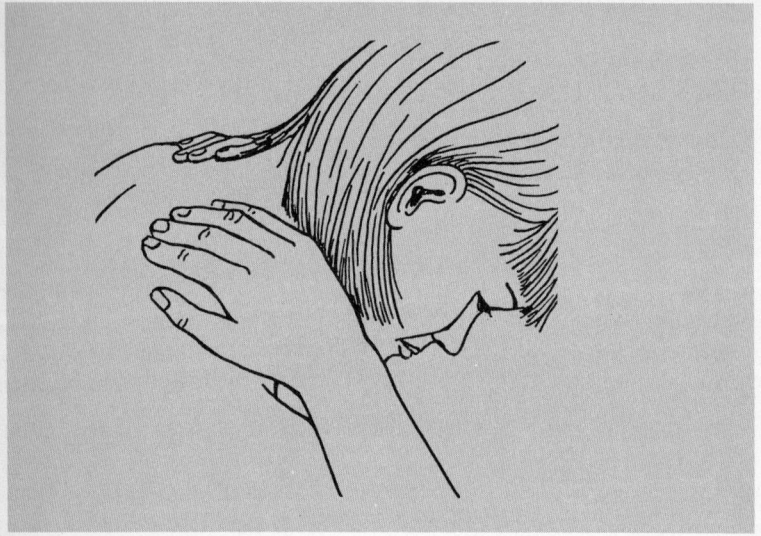

man sie sanft ausstreichen:
Mit beiden Händen die
Muskelstränge rechts und
links der Wirbelsäule
streichen, immer von oben
nach unten.

• Die eigenen Schultern kann
man so bearbeiten: Mit der
linken Hand die Muskelstränge

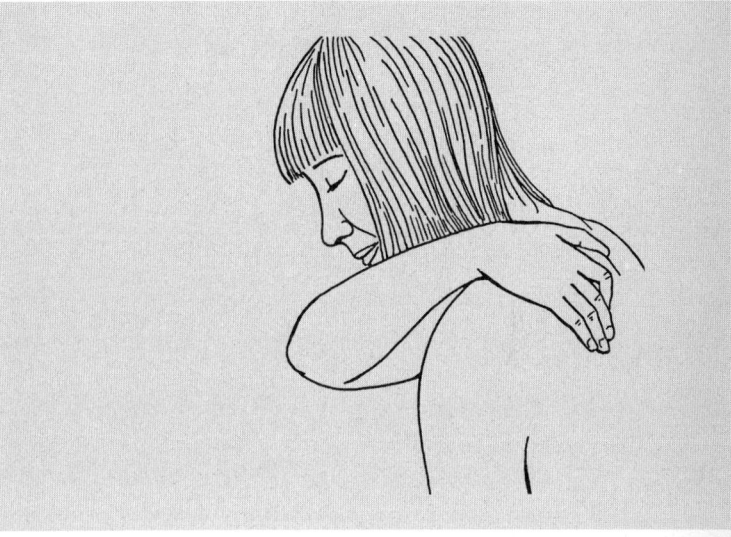

der rechten Schulter bearbeiten
und umgekehrt. Dafür nehmen
Sie einen Haut- und Muskel-
wulst zwischen Daumen und
Zeigefinger und kneten ihn.
Bewegen Sie sich von oben
nach unten.

• Um Spannungen im Kopf abzuleiten, ist dies eine wirksame Methode: Krallen Sie Ihre Hände in Ihr Haar, mög-

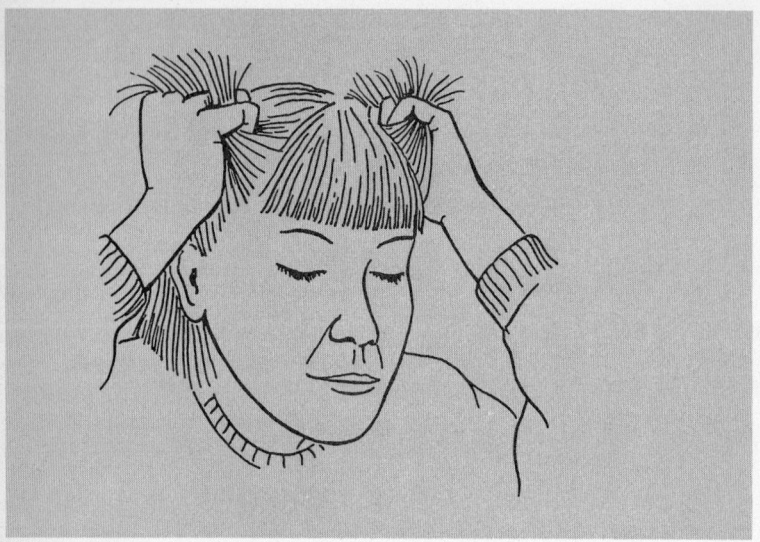

lichst nah an den Haarwurzeln, und ziehen Sie daran, so daß es fast weh tut. Schütteln Sie Ihre Hände danach aus, und stellen Sie sich dabei vor, alle Spannungen wurden vom Kopf in die Hände und von den Händen «hinaus in die Welt» abgeleitet.

• Eine sehr effektive Methode, gegen eigene Schmerzen oder Angstgefühle anzugehen, ist das leichte Massieren beider Ohren zwischen Daumen und Zeigefinger. Auch Kindern oder Erwachsenen, die krank sind, Schmerzen oder Angst haben, kann man mit einer vorsichtigen Massage der Ohren sehr helfen. Diese Methode ist deswegen so erfolgreich, weil das Ohr den gesamten Körper widerspiegelt. (Diese Erkenntnis liegt auch der Ohr-Akupunktur zugrunde.)

• Während des Haarewaschens können Sie ganz bewußt Ihre Kopfhaut in kleinen, festen, kreisenden Bewegungen mit den Fingerkuppen massieren.

• Ein Bearbeiten der Gesichtshaut – je nachdem sehr sanft oder ein bißchen fester – mit Seesand-Mandelkleie hat einen Massage-Effekt.

• Nach dem Waschen des Gesichts können Sie Ihre Haut in einem liebevollen Ritual ausgiebig eincremen. Stirn, Kinn und Wangen vertragen es durchaus, vorsichtig geklopft zu werden. Das fördert die Durchblutung.

• Ein Vollbad ist ein Labsal für Körper, Geist und Seele. Es gibt uns fast das Gefühl, wieder in der warmen, wohligen Höhle des mütterlichen Bauches zu schwimmen, und «keiner kann uns was». Dieser Genuß ist zwar eine kleine oder mittlere Sünde gegen die Umwelt, aber ab und zu kann man ihn sich dennoch gönnen.

Eine Bürste oder ein Luffaschwamm sorgt für den Massage-Effekt. Sehr angenehm, weil reizvoll für die Haut, sind auch Waschlappen aus Seide, wie sie in den türkischen Schwitzbädern bei der anfänglichen Reinigung verwendet werden. Das Abtrocknen mit einem nicht «weichgespülten» Handtuch kann sich ebenfalls sehr angenehm anfühlen. Nach dem Baden kann das Eincremen oder -ölen mit einer gut duftenden Lotion oder einem Öl, das man mag, zu einem kleinen Massageritual werden. Besonders schön: wenn man sich dabei von der Sonne bescheinen lassen kann.

• Wenn für ein Bad keine Zeit oder keine Gelegenheit vorhanden ist, kann man seinen Körper auch mit Hilfe eines Föns aufwärmen und entspannen, entspannen: Den Fön nicht zu heiß werden lassen und in kreisenden Bewegungen über den ganzen Körper oder bestimmte Körperteile führen.

• Durch intensives Ausschütteln oder Reiben kann man seine Hände energetisieren – übrigens auch, um damit andere zu berühren und ihnen Energie zuzuführen. Sich selbst kann man die Hände nach dem Ausschütteln auf müde oder schmerzende Körperteile legen. Besonders dem Nackenbereich tut das gut. Das verdeutlichen die Fotos auf den folgenden Seiten.

• Schütteln kann auch einen anderen Effekt haben. Bei inneren Spannungen probieren Sie mal folgende Übung: Stellen Sie sich hin, und legen Sie alle Kraft in den Prozeß, Ihre gesamten Spannungen aus den Händen und (abwechselnd) beiden Beinen herauszuschütteln. Machen Sie dabei Töne, auch wenn sich das nicht besonders schön anhört. Stellen Sie sich vor, alle Spannung fliegt aus Ihnen heraus, einfach in die Luft. (Vielleicht können Sie diese Übung ja vor dem geöffneten Fenster machen.) Hiermit können Sie nervös bedingte Schlafstörungen sehr wirkungsvoll angehen.

• Musik hören, dazu klatschen und singen, dazu trommeln, tanzen, auf dem Trampolin springen ... all dies sind Möglichkeiten, seinen Körper zu spüren und ihm Impulse zu geben. Manches davon ist natürlich nicht immer und überall zu verwirklichen. Aber wenn's dringend ist, kann ein Walkman gute Dienste leisten. Mit ihm kann man die Musik auch dann aufdrehen, wenn die Nachbarn schon schlafen. Und wenn's nicht ganz so drängt, kann man einen Diskothekenbesuch ja planen; oder einen einsamen Spaziergang ...

• Beim Spazierengehen kann man sich, wenn das Gras oder der Sand trocken, warm und weich ist, auch eine kleine Massage von Mutter Erde selbst verpassen lassen: Indem man sich, wie als Kind so oft, auf den Boden legt und einfach beginnt, um die eigene Achse zu rollen.

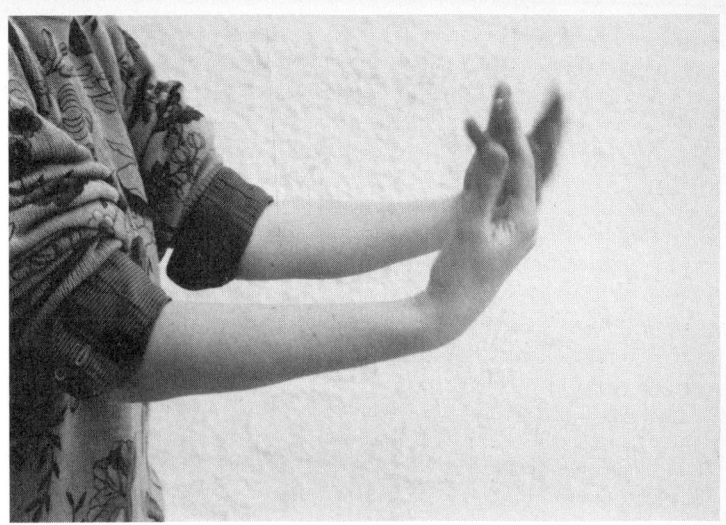

• Hier liegt ein Schlüssel dafür, mit dem eigenen Körper in Einklang zu kommen und ihn besser zu spüren: Entdecken Sie Ihr eigenes «inneres Kind» wieder, und freuen Sie sich an dem, was Ihnen als Kind Spaß gemacht hat: Buddeln Sie im Sand,

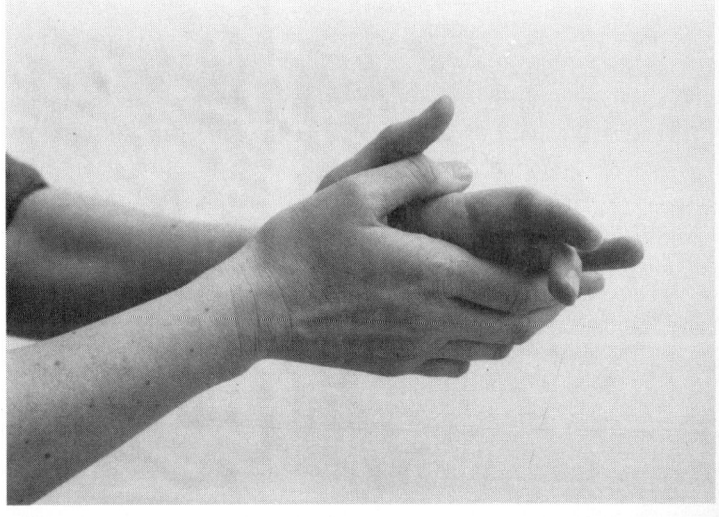

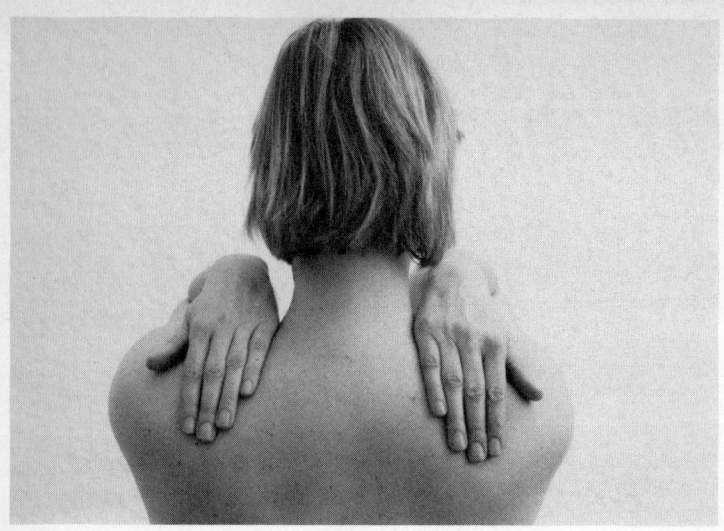

laufen Sie leicht bekleidet durch den Regen, stellen Sie sich im Sommer unter den Gartenschlauch, stemmen Sie sich gegen den Sturm, wärmen Sie sich an einem Lagerfeuer, und entdekken Sie darin die kleinen, tanzenden Lichtfiguren. Für unsere Vorfahren, die mit der Natur gelebt haben, war der spielerische und lustvolle Umgang mit den Elementen eine Selbstverständlichkeit. Die alten Griechen haben daraus sogar ein System entwickelt, die Elementenlehre, in der sie den vier Elementen Feuer, Wasser, Luft und Erde bestimmte menschliche Charaktereigenschaften und Typen zuordneten. Heute wie zu keiner Zeit vorher macht die Natur auf sich aufmerksam. Sie sagt uns, daß wir vorsichtiger mit ihr umgehen müssen, wenn wir nicht zugrunde gehen wollen. Und wenn wir ein bißchen genauer hinhören und hinsehen, macht sie uns auch klar, daß sie eine Menge Möglichkeiten bereithält, uns im Umgang mit uns selbst unter die Arme zu greifen.

Kapitel 6
Geben und Nehmen sind eins
Ein Massage-Netzwerk für Kranke

Vielleicht erscheint es auf den ersten Blick etwas abwegig, wenn ein Büchlein mit dem Titel «Sanfte Massagen für Babys, Kinder und Erwachsene» einen Abschnitt über Massage für AIDS-Kranke enthält. Doch auf den zweiten Blick wird, wie ich hoffe, deutlich, daß dieser Aspekt durchaus zum Thema paßt. Denn es geht hier unter anderem um das «Hören auf das eigene Herz», um die Entwicklung von Selbstliebe und darum, daß die Freude des Annehmens und die Freude des Gebens im Grunde genommen gleich ist. (Wenn Sie als Vater oder Mutter Ihr Kind massieren, haben Sie selbst davon auch eine Menge. Wenn Ihr Kind schon ein bißchen älter ist und Sie fragt: «Kann ich dir mal die Füße massieren?» und Sie lassen es zu, so ist das eine wunderschöne Sache für beide Beteiligten.)

Anfang 1989 veröffentlichte ich in einer deutschen Zeitschrift eine Reportage über eine Frau, die ich kurz zuvor in San Francisco kennengelernt hatte. Irene Smith hatte vor einigen Jahren begonnen, in den Krankenhäusern der Stadt Schwerkranke – meist AIDS-Patienten – zu massieren. Sie hatte damit eine erste Initiative gestartet.

Das allein schien mir berichtenswert. Besonders beeindruckend fand ich aber auch, daß Irene sich nicht als die großartige Helferpersönlichkeit sieht, sondern sagt: «Ich bin durch diese Arbeit selbst geheilt worden.»

Im folgenden stelle ich nun die interessantesten Passagen aus diesem Artikel zuammen:

Eigentlich sollte ich mich jetzt intensiv mit dem Informationsmaterial über das Massagetherapie-Netzwerk für AIDS-Kranke von Irene Smith beschäftigen, denn Irene ist in Eile, und ich selbst bin es auch. Aber in diesem Augenblick tritt Colette auf den Plan, Irenes wunderschöne, blauäugige Katze. Sie klettert auf meinen Schoß und bittet mich, sie zu streicheln. Ich tue das gern und intensiv, mit beiden Händen. Es ist ein Genuß, zu spüren, wie sie das genieß. Wir fangen beide an zu schnurren. Und ich bin für ein paar Minuten ganz und gar weg von meinem Streß.

Genau das ist es, was Irene Smith in ihrer Arbeit sieht: das Massieren von schwerstkranken AIDS-Patienten, von Menschen, die niemand anfassen will und die doch das Berührt- und Gestreicheltwerden mehr brauchen als alle anderen und alles andere – dieses Massieren ist für sie kein selbstloser Akt des Gebens, sondern es ist ein Austausch. «Ich bin dadurch selbst geheilt worden», sagt sie; und sie ist ein einziges Strahlen.

Irene war nicht immer ein so strahlendes Wesen. Die «Karriere», die bereits hinter ihr liegt, spielte sich im Untergrund ab: Fünfzehn Jahre lebte sie nur für Alkohol und Drogen, «von einem Drink zum nächsten, von einer Pille zur nächsten», wie sie es ausdrückt. Sie verdiente ihr Geld als Tänzerin, als Bedienung und Prostituierte. Eines Tages, 1978, saß sie im Haus ihres Bruders in San Francisco, ein Wasserglas voll puren Wodkas in der Hand. «Mein Bruder schaute mich an», erzählt sie, «und fragte mich, weißt du eigentlich, wie widerlich du aussiehst?» Vor dem Badezimmerspiegel warf sie das Glas ins Waschbecken und schwor sich: Ich werde nie wieder Alkohol trinken. Dieses Versprechen hält sie bis heute.

Sie ging für ein Jahr in die Isolation und sprach praktisch mit niemanden außer ihrem Bruder und ihrer Katze Colette. Sie beschritt den einzig möglichen Weg, um ihre Süchte in den Griff zu bekommen: völlige Abstinenz, eiserne Disziplin, Konzentration auf das eine Ziel: Nüchternheit. So stellte sie ihre Gesundheit wieder her.

Die richtige seelische Balance allerdings hatte sie noch immer nicht gefunden. Ihre Mutter, die sich um sie sorgte, meldete sie 1980 für einen Workshop bei Elisabeth Kübler-Ross an. Dies sollte den Wendepunkt Nummer zwei markieren. Irene Smith fühlte sich hier so aufgehoben, daß sie ein Jahr lang blieb, mehrere Seminare besuchend, in der Küche helfend … Bei Elisabeth Kübler-Ross lernte sie wichtige Lektionen für den Umgang mit Lebenden, mit Sterbenden – und mit sich selbst.

«Endlich brach meine Selbstliebe durch», erinnert sie sich. «Als das geschah, wußte ich, daß ich diese Liebe weitergeben wollte. Ich sehe meine Arme und Hände als Ausweitung meines Herzens, wenn man so sagen kann. Die wollte ich einsetzen, und zwar bei Sterbenden. Von Elisabeth Kübler-Ross hatte ich gelernt, daß Sterbende sehr liebende, akzeptierende Menschen sind. Ich wußte, sie würden nicht an meiner Vergangenheit interessiert sein, sondern an nichts anderem als dem Augenblick, den wir jetzt miteinander teilten. Bei Sterbenden konnte ich die Angst und die Verletzlichkeit nach fünfzehn Jahren Untergrund langsam verlieren.»

In den frühen 70er Jahren hatte Irene in Los Angeles eine Ausbildung als Masseurin absolviert. Mit dem dort erhaltenen Zertifikat ging sie in die Sterbeklinik von San Francisco und bot an, die Schwerkranken zu massieren. Zu dieser Zeit – 1981 – gab es in den gesamten USA noch kein einziges Massageprogramm für Sterbende. Deswegen sollte über Irenes Vorschlag zunächst einmal diskutiert und irgendwann entschieden werden. Sie aber fragte, ob sie nicht einfach einen Versuch starten dürfe. Sie durfte.

Ihr erster Patient war ein 83jähriger Krebskranker. «Er war extrem verängstigt und verwirrt», erzählt sie. «Aber nachdem ich begonnen hatte, seine Füße zu kneten, fing er an, darüber zu sprechen, wie gut sich das anfühle und wie es ihm helfe, ruhiger zu werden.» Dieses Ergebnis genügte, um die Leute von der Sterbeklinik zu überzeugen. Zunächst arbeitete Irene vorwiegend mit älteren Krebspatienten. 1982 kam der erste AIDS-Kranke hinzu, ein junger Mann Anfang Dreißig. «Ich massierte seine Beine», sagt sie, «und meine Berührung rief bei ihm ein starkes Gefühl von Frieden und Wohlbefinden hervor, das seine Schmerzen ausbalancierte. Ich denke, es setzte auch ein Zeichen für seine Familie und seine Freunde, daß es in Ordnung war, ihn anzufassen und mit ihm verbunden zu bleiben. Das Berührtwerden schien auch das Ausmaß an Angst und Isolation um ihn herum zu verringern.»

Von diesem Zeitpunkt an kümmerte sich Irene mehr und mehr um AIDS-Kranke, nicht nur in der Sterbeklinik, sondern auch in Krankenhäusern, in den Wohnungen der Patienten oder ihrem eigenen Zuhause. Sie arbeitete bis zu 16 Stunden täglich, manchmal die ganze Woche hindurch, ohne Pause. Und das alles ohne Bezahlung.

«Wovon hast du gelebt?» frage ich sie. Sie schenkt mit ihr strahlendes Lächeln: «Es ist immer für mich gesorgt worden. Ich habe keinen einzigen Tag gehungert, ich konnte meine Miete und meine Rechnungen immer bezahlen. Ob da der Freund eines Kranken eine 20-Dollar-Note in einen Briefumschlag gesteckt und sie mir geschickt hat, ob da jemand gestorben ist und mich in seinem Testament bedacht hat ... Es war sehr schwierig für mich zu lernen: Solange du das tust, was dein Herz sagt, wirst du nicht im Stich gelassen.»

Heute besteht ein regelrechtes Netzwerk von über 20 Freiwilligen, die AIDS-Patienten massieren. Es nennt sich «Service trough Touch» – «Dienen durch Berühren». 1988 haben diese Freiwilligen rund 1200 Massagen erteilt. Irenes Arbeitsfeld hat sich erweitert. Es umfaßt heute auch Organisations- und Verwaltungsaufgaben, die Leitung von Workshops, die Teilnahme an öffentlichen Diskussionen, das Verfassen von Informationsmaterial und anderes mehr. «Meine Einkünfte stammen heute aus anderen Quellen als zu Beginn», berichtet sie. «Und es geht um höhere Summen. In diesem abstrakteren Rahmen ist es heute für mich noch schwieriger zu vertrauen. Aber ich lerne dazu.»

Eins sieht Irene Smith als besonders wichtig an, und sie sagt das in jedem ihrer Seminare ausdrücklich: Sie begann ihre Arbeit nicht mit der Absicht, ein Programm zu starten. Sie wollte nur sich selbst heilen. Was sie damit meint: Leute mit einem «Helfersyndrom» können wir hier nicht gebrauchen.

«Das Wesentliche, das ich bei den Kursen vermittle, ist nicht die Technik, sondern es ist die emotionale Komponente», erklärt sie. «Wenn jemand schon viel an seinen Emotionen gearbeitet hat, kann ein viertägiger Workshop, vielleicht sogar einer, der nur zwei Tage dauert, für ihn als Einführung in diese Arbeit ausreichend sein. Für andere bedeuten vier Tage nur einen Anfang.»

An ihrem Netzwerk, das ausschließlich mit professionellem medizinischen Personal zusammenarbeitet, sind nur ausgebildete Masseurinnen und Masseure beteiligt. In Institutionen, die weniger Wert auf medizinische Perfektion legen, dürfen auch Laien massieren, wenn sie für geeignet befunden werden.

«Ich gebe in meinen Ausbildungsseminaren zwar eine gewisse Struktur vor», erläutert Irene, «aber die ist nur als Raster gedacht. Jeder Patient, jeder Krankheitsverlauf ist anders. Beim einen sind zehn Minuten, beim anderen ist eine volle Stunde Massage angemessen. Das wichtigste bei dieser Arbeit ist, daß sich der Massierende aufmerksam, einfühlsam und flexibel verhält. Ich selbst mußte zum Beispiel erst lernen, daß es bei AIDS-Kranken, anders als bei anderen Patienten, gar nicht gut ist, durch die Massage zu viele Giftstoffe zu lösen. Den AIDS-Kranken wird sehr schnell schlecht, und das macht noch mehr Angst, als sowieso schon vorhanden ist. Als diejenige, die massiert, muß ich ein gutes Gefühl dafür entwickeln, was gerade richtig ist und was zuviel wäre.»

Mark Selfridge, ein AIDS-Patient, mit dem Irene monatelang arbeitete, sagt: «Ihre Massage bewirkt, daß ich mich mehr in mir selbst zentriert fühle. Es gibt mir Entspannung und Freude.»

Und Steve Keith, Krankenpfleger im «San Francisco General Hospital», faßt die bisherigen Erfahrungen so zusammen: «Die freiwilligen Helfer sind zu einer unschätzbaren Ergänzung unseres Programms geworden. Unsere Patienten, die als Resultat ihrer Diagnose soviel Angst und Zurückweisung erfahren haben, freuen sich auf die vorurteilsfreie (!), liebevolle Berührung der Masseure. Nach einem Tag, der vollgestopft war mit Blutabnahmen, diagnostischen Tests, unwillkommen Störungen und unerwarteten Untersuchungsergebnissen, kann eine Massage für unsere Patienten eine beruhigende Pause bedeuten. Weil der medizinische Prozeß oft unpersönlich und hektisch erscheint, läßt eine Massage unsere Patienten wissen, daß ihr Wohlbefinden uns wichtig ist und daß jemand ununterbrochen Zeit für sie hat. Eine Massage sagt dem Patienten: Du bist mir wichtig, egal wie es dir geht, und ich bin hier, um dir zu helfen, dich besser zu fühlen.

Für viele unserer Kranken ist die Massage das Beste, was sie am Tag erleben.»

Irene Smith sagt über «Service through Touch» folgendes: «Berühren ist eine natürliche Heilkunst, eine instinktive Form der Kommunikation und ein grundlegendes Bedürfnis für alle menschlichen Wesen. Der Akt, die Hand von jemandem zu halten oder jemandem die Stirn zu streicheln, kann für beide Betroffenen eine Wohltat sein. Diese Art der mitfühlenden Berührung, durch Krankenpfleger oder Ärzte gegeben, stellt sich immer wieder als eine wertvolle Ergänzung zur gewöhnlichen Praxis der Gesundheitspflege heraus. Ein Patient, der sich geliebt und versorgt fühlt, fühlt sich auch insgesamt besser. Berührung ruft auch Gefühle des Wohlbefindens in dem hervor, der sie gibt. Sie ist eine Brücke des Lebens inmitten unserer Gefühle von Isolation und Einsamkeit. Insgesamt ist Massage Liebe, Sich-Kümmern, Freundlichkeit, Freude, gute Gefühle, körperliches Gewahrsein und Bewegung. Und dies ist eine Verbindung zum Leben.»

Kapitel 7
Nicht züchten,
sondern wachsen lassen
Warum wir natürlichen Abläufen vertrauen können

Wenn junge Lehrerstudenten ihr allererstes Seminar besuchen, bekommen sie in der Regel zunächst die Frage gestellt: «Sollte man Kinder lieber züchten und zurechtstutzen, oder sollte man sie einfach wachsen und sich entwickeln lassen?» Daran entzünden sich gewöhnlich heftige Diskussionen, und der Pädagogikprofessor hat nun einen wunderbaren Aufhänger für die Fakten, die er vermitteln will: Daß im preußischen Deutschland und in der Zeit des Nationalsozialismus strenge Zucht das Erziehungsideal war. Daß im Anschluß daran ganz natürlicherweise das Pendel zur anderen Seite ausschlagen mußte und innerhalb der Studentenbewegung völlig unbekümmertes Wachsenlassen propagiert und praktiziert wurde.

Wie er dann weiter vorgeht, hängt von seiner persönlichen ideologischen und wissenschaftlichen Einstellung ab.

Eine relativ neue Strömung in der Erziehungswissenschaft ist die, welche eine Art geschütztes Wachsenlassen befürwortet. Sie ist nicht, wie die aus den 60er Jahren, antiautoritär, sondern antipädagogisch im Sinne von antierzieherisch. Aus verschiedenen Gründen werde ich hier allerdings den Begriff «Antipädagogik» nicht benutzen, sondern werde umschreiben, was ich meine. (Vergleiche zu diesem Thema auch: Irene Dalichow: Beziehung statt Erziehung.)

Ein wichtiger Vertreter des geschützten Wachsenlassens ist der französische Geburtshilfe-Arzt Frédérick Leboyer, der Anfang der 70er Jahre die sogenannte sanfte Geburt «entdeckte». Leboyer hatte 9000 Kinder nach der konventionellen Methode zur Welt gebracht. Und er begann, sich um den hohen Anteil von geschädigten und zurückgebliebenen Kindern in seinem Land Gedanken zu machen. Er untersuchte die allgemein angewandten schulmedizinischen Entbindungspraktiken und merkte bald, daß viele spätere Schäden der Kinder hiermit zu tun hatten. Daraufhin ging er für drei Jahre nach Indien, wo er in den sogenannten primitiven Gegenden beobachtete, wie dort Kinder zur Welt gebracht werden – und wie dort mehr «gelassen» statt «gemacht» wird. Er verband, was er gesehen und miterlebt hatte, mit seinem eigenen wissenschaftlichen Hintergrund und gelangte zu einer Synthese, die er als «sanfte Geburt» bei uns im Westen einführte.

Offenbar war die Zeit reif für das, was Leboyer propagierte, denn es wurde schnell und von Tausenden von Müttern, Hebammen und Ärzten akzeptiert. Nur degradierten viele von ihnen, was Leboyer als liebevolles, friedvolles, menschliches und kindzentriertes In-die-Welt-Kommen gedacht hatte, wieder zu einer reinen Methode. Vermutlich deswegen verabschiedete sich Leboyer Ende der 70er Jahre für immer vom Medizinbetrieb und ging zurück nach Indien, wo er unter anderem Kampfkünste und Musik studierte. Heute lebt er in London und hält, unter anderem auch bei uns in der Bundesrepublik, Seminare in indischem Gesang. Diese traditionelle Art des Singens von bestimmten Tönen auf Vokalen oder auf einem «Mmm» aktiviert verschiedene Körperzentren und erleichtert tiefes, entspanntes Atmen. Für schwangere Frauen ist dieses Singen sehr vorteilhaft, weil es den Bauch entspannt und dadurch dem Baby mehr Platz schafft. Ungeborene lieben diese Art von Musik. (Vergleiche hierzu auch meinen Artikel «Mit sanften Tönen wachsen», in: esotera 1/1988.)

In einer vielbeachteten und später zu einem Buch verarbeiteten Serie der Wochenzeitung «Die Zeit» über «Das kompetente Baby» stellt die Autorin Katharina Zimmer Fakten aus

Untersuchungen von Leboyer und anderen Wissenschaftlern zusammen. Sie zeigt, daß Neugeborene nicht passive, erlebnis- und handlungsunfähige Wesen sind; sondern daß sie schon vom ersten Lebenstag an erstaunliche Fähigkeiten besitzen, mit denen sie bereits jetzt anfangen, ihr Leben selbst zu gestalten. Unter anderem schreibt sie: «Kinderärzte ... warnen ... mit besonderem Nachdruck davor, in die von der Natur genau aufeinander abgestimmten Vorgänge einzugreifen, wenn (direkt nach dem Austreten des Kindes aus dem Leib der Mutter) alles in Ordnung ist. Die Kunst eines Geburtshelfers oder einer Hebamme bestünde darin, ohne übertriebenen Tatendrang und ohne geschäftige Hektik einfach zusehen zu können, wie ein Baby sich (vom Leben im Fruchtwasser) in das Leben in der Luft hineinfindet.»

Für einen solchen sanften Weg ins Leben gebe es viele Gründe, die sich mit den heutigen Erkenntnissen der Neugeborenenforschung vielfach belegen lassen, schreibt Zimmer weiter. Nicht nur die fünf Sinne des Kindes könnten sich besser entfalten, nicht nur die unsichtbaren Bande, die es zu seiner Mutter knüpft, nicht nur die Gefühle, die es bei ihr «abruft», bedürften einer gewissen Ungestörtheit in ihrem natürlich vorgegebenen Ablauf; sondern auch, in engem Zusammenhang damit, die physiologischen Prozesse. Anders ausgedrückt: Maßnahmen, die bei einem bedrohten Baby lebensrettend sind, können bei einem gesunden Kind, unbedacht und voreilig angewandt, sogar zu einer Gefahr werden.

Die Begeisterung über die neuen Möglichkeiten lebensrettender medizinischer Maßnahmen ließ Ärzte wie Laien in den letzten Jahrzehnten übersehen, was in alten Traditionen sorgsam gepflegt wurde: die Tatsache, daß die Geburt eines Menschen nicht nur ein gefahrvoller, sondern auch ein von der Natur zwischen Mutter und Kind besonders sensibel und sinnvoll regulierter Ablauf ist. Die moderne Wissenschaft vom Neugeborenen fordert uns auf, die Anpassungsanstrengungen des gerade das Licht der Welt erblickenden Kindes zu respektieren und besser zu ermöglichen. Und sei es nur dadurch, daß wir nicht zuviel tun und vor allem nicht stören.

Die Natur hat bei allem, was kompliziert ist, versucht, das Wichtigste so einfach wie möglich einzurichten. Darum bieten «ganz normale» Eltern, Großeltern und Geschwister einem neugeborenen Kind in der Regel genau die Ruhe, aber auch die Anregung und Förderung, die es braucht. Wenn sie sich darauf einlassen, können sie es, ohne es selber je gelernt zu haben: Das Kind bringt ihnen fast alles bei. Wer das Baby aufmerksam beobachtet, wird sich im «Gespräch» mit seinem Kind meistens so verhalten, wie es stimmt. Je weniger das Kind in seinem Selbstvertrauen behindert wird, also in dem Gefühl, es richtig zu machen, desto besser ist es in der Lage, Vertrauen in seine Umwelt zu entwickeln und Beziehungen zu knüpfen.

In seinem schon erwähnten faszinierenden Buch «Die magische Welt des Kindes» findet der Amerikaner Joseph Chilton Pearce hierfür weitere Belege:

Das bereits zur Genüge untersuchte körperliche Entwicklungsmuster des Kindes ist mit einem wunderbar koordinierten biologischen Plan verbunden, den wir Westler bisher ignoriert haben: «Wir müssen diesem biologischen Plan zustimmen und ihn fördern. Dann werden wir feststellen, daß die meisten üblichen Probleme mit Säuglingen und Kindern gar nicht erst auftreten, denn unsere Probleme sind zum größten Teil hausgemacht, entstanden, weil wir die Absicht der Natur mißachtet haben.»

Pearce erklärt, daß im Haushalt der Natur nichts verlorengeht. Jeder Fortschritt des Lebens zu höherer Intelligenz umschließt alles, was früher schon erreicht wurde. So lassen sich etwa an unserem Gehirn stammesgeschichtlich ältere und jüngere Teile unterscheiden. Der ältere Teil, der schon vor ungefähr 200 oder 300 Millionen Jahren ausgebildet wurde, stellt das System dar, in dem unser Erbe der Vergangenheit abgespeichert ist. Den jüngeren Teil bildet die sogenannte Großhirnrinde (Neokortex). Mit diesem Teil hat die Natur immer wieder Experimente angestellt, bevor sie ihm seine jetzige Größe und Gestalt gab. Wir besitzen davon mehr als die meisten anderen sich fortbewegenden Lebewe-

Liebe...

...geht durch die Haut. Nirgendwo trifft das besser zu als in der Beziehung zwischen Eltern und ihrem Kind.

Das zärtliche Streicheln der Mutterhände vermittelt Wohlbehagen und ein Gefühl von Geborgenheit. Für die seelische Entwicklung des Kindes ist dieser Hautkontakt von großer Bedeutung. Psychisch stabile Kinder werden später leichter mit dem Alltagsstreß fertig.

Dieser Alltag aber liegt noch weit in der Zukunft. Vorerst sind es die Eltern, die daran denken und sorgsam die Zukunft ihrer Kinder vorbereiten.

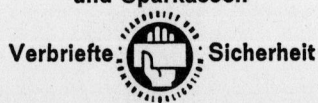

sen, aber nicht annähernd soviel wie die Wale oder einige Delphinarten. Wir haben genausoviel, wie wir dafür benötigen, was die Schöpfung mit uns im Sinn hat.

Die neuere Hirnforschung betrachtet unser Gehirn als ein Hologramm, in dem jeder Teil die Vorgänge im ganzen Gehirn widerspiegelt und umfaßt, je größer dieser Teil, um so deutlicher. Manche Wissenschaftler gehen sogar so weit, das menschliche Gehirn als Hologramm unseres gesamten Planeten anzusehen. In diese Sichtweise würde auch das Modell des Schweizer Psychoanalytikers Carl Gustav Jung passen, daß alle Menschen Zugang zu einem alles mit allem verbindenden sogenannten Kollektiven Unbewußten haben, in dem alles jemals Geschehene «aufgezeichnet» ist.

«Nach der Geburt», so schreibt Joseph Chilton Pearce, «muß das Gehirn dem ‹Erd-Hologramm› ausgesetzt werden und sich mit ihm auseinandersetzen, damit es sich klären und sozusagen scharf einstellen kann. Schließt man ein neugeborenes Gehirn von der Auseinandersetzung mit der Erde aus, so kann es sich nicht klären . . . »

Die Großhirnrinde nun scheint eine «tabula rasa» zu sein, in die vom ersten Lebenstage an ganz spezielle, persönliche Informationen eingespeichert werden.

Menschliche Säuglinge haben einen langen Weg bis zur Selbständigkeit. Kein anderes Lebewesen bleibt so lange abhängig und hilflos wie der Mensch. Dafür gibt es Gründe, die eine wichtige Rolle für das angemessene Reagieren auf das Kind spielen: Im älteren Teil unseres Gehirns tragen wir, wie gesagt, Wissen und Fähigkeiten bei uns, die im Laufe der Erdgeschichte erworben wurden. Diese vorprogrammierten Inhalte umfassen das gesamte Lebenshologramm, spezifische Informationen sind jedoch ausgespart. Menschliche Säuglinge sind nicht darauf angewiesen, auf bestimmten Teilen der Erde groß zu werden, um das eingeborene Programm zu aktivieren. Die Intelligenz des Eskimos kann sich in seiner Umgebung aus Eis und Schnee ganz genausogut entwickeln wie die eines Chinesen oder Mitteleuropäers in einer völlig anderen Umwelt. Allerdings dauert es seine Zeit, bis sich das Programm voll entwickelt hat und der kleine Mensch Selbständigkeit erreicht hat. Und es dauert seine Zeit, bis er sein persönliches Wissen von der Welt zu einem gewissen Teil aufgebaut und in den neueren Teil seines Gehirns eingespeichert hat.

Wären wir allein auf unser ältestes Gehirnsystem angewiesen, so wären wir reine Instinktwesen wie andere Tiere. Wir hätten weder Intelligenz noch Logik, weder Kreativität noch eine individuelle Persönlichkeit, noch eine spirituelle Dimension. Ausformung bestimmter Einzelheiten aus diesem undifferenzierten Ganzen geschieht erst durch Auseinandersetzung mit der Welt. Das Wunder der Entwicklung und der grundsätzliche Unterschied zwischen Mensch und Tier beruht auf der Art und Weise, wie der Mensch das riesige Potential des älteren Gehirnsystems strukturiert und klärt. Erst durch solch einen Prozeß kann dieses Potential als anwendbares Wissen in der Großhirnrinde gespeichert werden, also dort, wo einmal Entscheidungen getroffen werden sollen, im «Computerzentrum». Und nur wenn es dort zur Wirkung kommt, kann strukturiertes Wissen zu bewußtem und flexiblem Handeln und dann zu Kreativität führen.

Der Übergang von den theoretischen Möglichkeiten des Althirns zur praktischen Wirklichkeit des Neuhirns wird durch die Körperbewegungen des Kindes bewirkt. Das ältere Gehirnsystem hat den Körper in der Hand, es diktiert ihm seine Bewegungen und löst sie aus. Die ersten Stufen des biologischen Plans basieren vollständig auf einem vorprogrammierten Muster festgelegter Bewegungsabläufe. Diese ersten Körperbewegungen treiben das Kind in die physische Auseinandersetzung mit allem, was von dieser Erde in Reichweite ist, auch mit den Prinzipien, nach denen sie funktioniert. Die körperliche Auseinandersetzung mit der Welt setzt eine gleichzeitige Einordnung dieser besonderen Erfahrung im Neuhirn in Gang. Seine Bewußtseinsstruktur erwächst also aus einer fast unbegrenzten Menge von Möglichkeiten, ist aber keineswegs ein Zufallsprodukt, sondern ein Wissen von der Erde, wie sie tatsächlich ist. Im nächsten Schritt gelangt das «Computer-Gehirn» zu willentlicher Kontrolle über das eingespeicherte strukturierte Wissen und entwickelt die Fähigkeit, frei zwischen alternativen Handlungsmöglichkeiten zu wählen. Schließlich lernt es sogar, Teile dieser Welt gezielt für Sicherheit und Wohlbefinden zu verändern.

Wenn ein Säugling nach dem Gesicht der Mutter greift und es berührt, so verknüpfen sich die Empfindung dieser Berührung und die Bewegung, die dazu geführt hat, im Neuhirn des Kindes zu einer festen Einheit und setzen sich dort fest. Genauso vermitteln liebevolle Zuwendung der Bezugsperson, Streicheln, Massieren, zärtliches Sprechen, das Singen von kleinen Liebesliedern und so weiter dem Gehirn des neuen Erdenbürgers «Software» im allerbesten Sinne des Wortes. All dies schafft die wertvollste, vielleicht in einer ungewissen Zukunft die einzige wirklich brauchbare Basis, die wir unseren Kindern mitgeben können: Wachheit und Interesse für das Leben, die Intelligenz und Kreativität, mit neuen Situationen fertig zu werden und etwas daraus zu machen, Liebesfähigkeit für sich selbst und für andere.

Frustrationen, die durch Bemühungen von Eltern entstehen, «das Kind bloß nicht verwöhnen» zu wollen, schaffen solche Voraussetzungen nicht. Sie lösen lediglich Angst aus und führen im schlimmsten Fall zu Neurosen, Apathie, Gewalttätigkeit. Immer jedoch führen sie zu einer gestörten Beziehungsfähigkeit – ein Phänomen, das unsere Zeit kennzeichnet.

Joseph Chilton Pearce schreibt, nachdem er die üblichen für Mutter und Kind traumatisierenden Fließbandgeburten in westlichen Krankenhäusern geschildert hat: «Dann nehmen die Eltern ihr Kind mit nach Hause und richten ein Mini-Krankenhaus ein ... Jeder läuft auf Zehenspitzen herum, damit das Kleine ‹sich an uns gewöhnt› ... Weil Schweigen und Stille für das Kind etwas äußerst Fremdartiges sind, wacht es leicht auf und schreit. Es bekommt Koliken, deren Symptome fast identisch mit denen des Geburts-Streß sind. Es schreit, wenn es nicht schläft ... Es leidet an ungelöstem Streß, der zu Überängstlichkeit und schließlich zu Wut führt ... Auf dem Höhepunkt seiner Wut legen die Eltern den Säugling zurück in sein Bettchen, damit er ‹ein bißchen Dampf ablassen und einschlafen› kann ... Das Kind ist (genau wie nach seiner Geburt) wieder alleingelassen worden. Es registriert klar und lernt die Bedeutung von Verlassensein. Die Angst davor wird den Rest seiner Kindheit überschatten und mit einem unvermeidbaren Gefühl von Unfähigkeit einhergehen.»

Das Kind lernt in seinen allerersten, prägenden Lektionen, daß Streß und Frustration von menschlichen Begegnungen ausgehen. Und daß Entspannung oder Flucht vor Streß durch Nicht-Lebendiges, Materielles möglich sind: durch ein Kissen, eine Decke, ein Schmusetier, etwas zu essen oder trinken und so weiter. «Und jetzt haben wir eine Nation, in der ein Zusammenbruch interpersoneller Beziehungen mit einer zwanghaft-besessenen Bindung an materielle Dinge einhergeht.» Daß dieses Muster später in den staatlichen Schulen weiter gepflegt wird, sei hier nur am Rande erwähnt. Das Interesse an Alternativschulen, die dieses Muster durchbrechen, wächst allerdings; und das Interesse daran, bei uns in der Bundesrepublik die Möglichkeit zu schaffen, Kinder in kleinen Gruppen zu Hause zu unterrichten. (In anderen europäischen Ländern, zum Beispiel in Österreich und in Frankreich, ist dies unter bestimmten Voraussetzungen erlaubt.)

«Gut gemeint» ist etwas Schlimmes und Peinliches. Es war «gut gemeint», High Tech in Kreißsälen einzuführen. Für Neugeborene in Lebensgefahr kann diese Technik rettend sein. Bei Babys, deren Geburt normal verläuft, kann sie nicht nur stören, sondern sogar irreparable Schäden verursachen.

«Gut gemeint» war auch die Absicht, mit staatlich verordneten Lehrplänen «Chancengleichheit» herzustellen. Sie führte zu unmenschlicher Gleichmacherei.

Ideal wäre sicher, fürs Gebären, fürs Lernen und für viele andere Lebensbereiche Netzwerke zu knüpfen, in denen jeder die Knoten findet, die für seine Bedürfnisse passen; in denen die Segnungen unserer Technik genauso zur Verfügung stehen wie die uralten Weisheiten, die uns überliefert und von wenigen, abgeschieden lebenden Zeitgenossen sogar heute noch demonstriert wurden und werden. Diese Netzwerk-Kommunikation, im kleinen und im größten Rahmen, ist erstaunlich fruchtbar. Sie wächst, blüht und gedeiht heute schon jenseits von «Politik» im herkömmlichen Sinne. Sie macht ja auch viel mehr Spaß als diese Politik. Es ist Spontaneität darin, Unkonventionelles. Menschlichkeit, friedliche Konfliktlösung, Nie-Erprobtes bekommen eine Chance.

Wahrscheinlich liegt hier die einzige Organisations- und Kommunikationsmöglichkeit, die für junge Menschen paßt, welche nicht gezüchtet und abgerichtet, sondern geschützt und geliebt wachsen gelassen wurden und die so ihre persönlichen kreativen und lebendigen Potentiale voll entwickelt haben. Und beides zusammen – solche jungen Menschen und flexible, individuellen menschlichen, kulturellen, regionalen Bedürfnissen angepaßte vernetzte Kommunikations- und Organisations-Systeme – sind wahrscheinlich der Treibstoff, über den unser Raumschiff Erde noch verfügt.

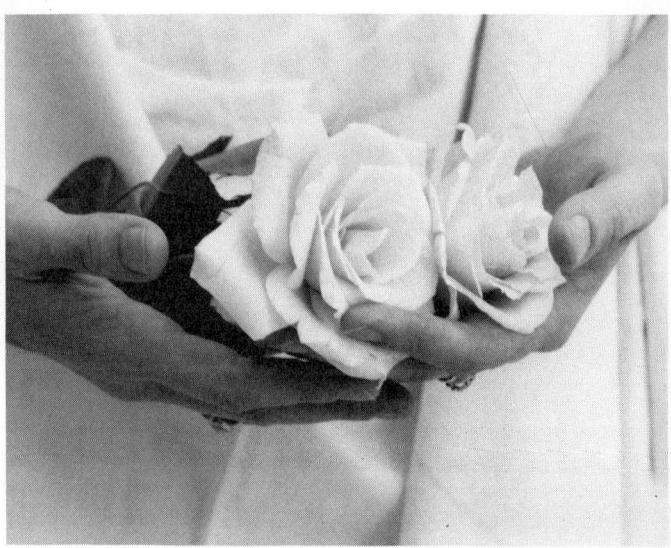

Literatur

AUCKETT, AMELIA: Wie man ein Baby glücklich macht, Haldenwang 1985

CAPRA, FRITJOF: Das Tao der Physik, Bern 1984

DALICHOW, IRENE: Beziehung statt Erziehung, Freiburg/Breisgau 1989

DYCHTWALD, KEN: Körperbewußtsein, Essen 1981

FERRUCCI, PIERO: Werde, was du bist, Basel 1984

GIBRAN, KAHLIL: Der Prophet, Olten 1986

GORDON, RICHARD: Deine heilenden Hände, Haldenwang o. J.

HENGLEIN, MARTIN: Die heilende Kraft der Wohlgerüche und Essenzen, München 1985

HILSBERG, REGINA: Köpergefühl. Die Wurzeln der Kommunikation zwischen Eltern und Kind, Reinbek 1985

HILSBERG, REGINA: Schwangerschaft, Geburt und erstes Lebensjahr. Ein Begleiter für werdende Eltern, Reinbek 1988

HOERNER-NITSCH, CORNELIA VON: Das Schmusebuch. Zärtliche Spiele für Babys, Kinder und Eltern, Reinbek 1989

KRISHNAMURTI, JIDDU: Autorität und Erziehung, Bern 1973

LEBOYER, FRÉDÉRICK: Sanfte Hände, München 1984, 5. Aufl.

MONTAGU, ASHLEY: Körperkontakt, Stuttgart 1987

PEARCE, JOSEPH CHILTON: Die magische Welt des Kindes, Düsseldorf 1978

PIAGET, JEAN: Theorien und Methoden der modernen Erziehung, Wien 1972

Pousset, Raimund: Fingerspiele und andere Kinkerlitzchen, Reinbek 1983

Runge, Brigitte und Vilmar, Fritz: Handbuch Selbsthilfe, Frankfurt/M. 1988

Rice, Ruth: Neurophysiological development in premature infants following stimulation, o. O. 1977

Simonton, O. C.: Wieder gesund werden, Reinbek 1983

Spitz, René A.: Vom Säugling zum Kleinkind, Stuttgart 1972

Tisserand, Maggie: Die Geheimnisse wohlriechender Essenzen, Durach 1988, 5. Aufl.

Zimmer, Katharina: Das wichtigste Jahr, München 1987

Die Beratungsstelle für natürliche Geburt und Eltern-Sein bietet seit Jahren Kurse in Babymassage an. Die Adresse lautet:

**Beratungsstelle für natürliche
Geburt und Eltern-Sein
Goethestr. 54
8000 München 2**
Telefon 089/532076

Mit Kindern leben

Schwangerschaft,
Geburt,
die ersten
Lebensjahre

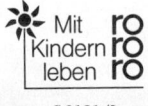

Mit
Kindern
leben
rororo

C 2181/3

Mit Kindern leben

Schwangerschaft,
Geburt,
die ersten
Lebensjahre

Ingrid Mitchell
Wir bekommen ein Baby (6698)
Stillen (7363)

Margarethe Reinhardt u. a. (Hg.)
Geburten
Erfahrungsberichte von Müttern und
Vätern, Hebammen und Ärzten (7916)

Franz Renggli
Angst und Geborgenheit
Sozikulturelle Folgen der Mutter-Kind-
Beziehung im ersten Lebensjahr (6958)

Christel Scheilke
Das Beste fürs Baby
Verhaltenstips und Einkaufsführer für
Notwendiges und Erprobtes (7403)

Horst Speichert/Erhardt Dietl
Mama, Papa, höret die Signale
Das Tagebuch der aufregenden neun
Monate bis zu meiner Geburt (7805)
«Mama, Papa, ihr seid ja Riesen!»
Die abenteuerlichen ersten fünf Jahre
meines Erden-Daseins (7942)

Swanette Sonnemann
Mein Kind ist ein «Retortenbaby»
Aspekte der In-vitro-Befruchtung (8428)

Barbara Vogt-Hägerbäumer
**Schwangerschaft ist eine Erfahrung,
die die Frau, den Mann und die
Gesellschaft angeht** (7078)

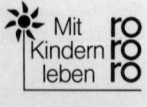
Mit
Kindern
leben
rororo

C 2181/3 a

Mit Kindern leben

Praktische Tips,
Ideen,
Hilfen für Alltag
und Freizeit
mit Kindern

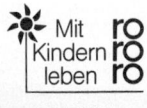

Mit
Kindern
leben

ro
ro
ro

C 2181/3 b

Mit Kindern leben

Raimund Pousset/
Erich Rauschenbach (Hg.)
Der erste Urlaubskoffer (7914)
Der zweite Urlaubskoffer (7990)
Der dritte Urlaubskoffer (8367)

Beate Seeßlen-Hurler
Bunte Nudeln und Schokoquark
Erfolgsrezepte für Kinder aus der
Bio-Küche (7858)
Kinderfeste (8302)

Horst Speichert
Süße Sachen
Ein Rezeptbuch für gesunde Naschereien
(7481)

Autoren der Zeitschrift «spielen & lernen»
Toben, Turnen, Bewegen mit Kindern
Anregungen für zu Hause und den
Kindergarten (7678)

Helmut Steuer
Spielen in der Stadt
Auf Straßen, Plätzen und Hinterhöfen
(7695)

Beate Weise
Zeichnen, Malen, Drucken
Anleitungen und Tricks für Einsteiger
(8380)

Praktische Tips,
Ideen,
Hilfen für Alltag
und Freizeit
mit Kindern

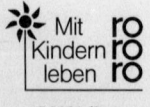

Mit
Kindern
leben

rororo

C 2181/3 c

Mit Kindern leben

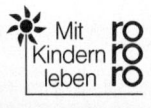

Caren Adams/Jennifer Fay
Ohne falsche Scham
Wie Sie Ihr Kind vor sexuellem
Mißbrauch schützen können (8498)

Arbeitsgruppe Kinderschutz (Hg.)
Gewalt gegen Kinder
Kindesmißhandlungen und ihre
Ursachen (6934)

Angelika Blume (Hg.)
Den Umständen entsprechend
optimistisch
Ratgeber für Eltern chronisch kranker
Kinder (8333)

Tobias Brocher
Wenn Kinder trauern (7950)

Gela Brüggebors
Körperspiele für die Seele
312mal Bewegung, Entspannung,
Energie. Anregung zur Psycho-
motorik (8526)
So spricht mein Kind richtig
Entwicklungen und Störungen beim
Sprechenlernen. Wie Eltern und
Erzieher helfen können (8100)

Cherie Burns
Liebe Stiefmutter
Erfahrungen in einer schwierigen
Rolle. Ratschläge und Hilfen (8360)

Eine Auswahl
Verstehen:
den Alltag mit
Kindern
entkrampfen
RATGEBER

Mit
Kindern
leben

rororo

C 2181/3 d

Mit Kindern leben

Eine Auswahl
Verstehen:
den Alltag mit
Kindern
entkrampfen
RATGEBER

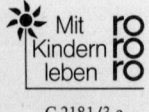

Mit
Kindern
leben

ro
ro
ro

C 2181/3 e

Mit Kindern leben

Michael Heß
Schritt für Schritt
Von klein auf sicher im Straßenverkehr
(8316)

Helmut Kentler
Eltern lernen Sexualerziehung
(7440)

Manfred Link/Emil Wieczorek
Wenn Kinder Probleme haben
Psychische Störungen verstehen und
wirkungsvoll helfen (8322)

Margitta Meinerzhagen /Nikolaus Eckardt
Der Öko-Berater für Eltern
Orientierungen und Produkt-
empfehlungen (8570)

Karin Mönckemeyer
Wie Kinder Freunde werden (8577)

Eva Mühlbauer-Braun
Erwachsen werden
Wenn Kinder sich aus der Familie
lösen: Probleme und Ratschläge (8348)

Frank Preuß
Geldberater für Eltern
Kindergeld und Stipendien, Steuertips
und Sparmöglichkeiten, Versicherun-
gen und Zuschüsse (8407)

Eine Auswahl
Verstehen:
den Alltag mit
Kindern
entkrampfen
RATGEBER

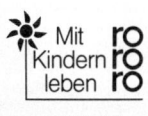
Mit
Kindern
leben
rororo

C 2181/3 f

Mit Kindern leben

Das rororo-Elternlexikon
Herausgegeben von Horst Speichert
und Bernhard Schön (7981)

Ewa Rossberg
Einzelkinder (8454)

Barbara Sichtermann
Nein, nein, will nicht!
Was tun wenn Kinder trotzen?
(7694)

Horst Speichert (Hg.)
Mit Kindern leben
Ein Lesebuch (8494)
Richtig üben macht den Meister
Das Erfolgs-Programm gegen Lern-
fehler, Verlernen und Vergessen (7875)

Sorosky/Baran/Pannor
Adoption
Zueinander kommen – miteinander
leben. Eltern und Kinder erzählen
(7483)

Eva Spitzer-Nunner
Kinder-Augentraining
Sehfehlern vorbeugen – Fehlsichtigkeit
beeinflussen (8464)

The Boston Women's Health Book
Collective
Unsere Kinder – Unser Leben
Ein Handbuch von Eltern für Eltern
(7441)

Eine Auswahl
Verstehen:
den Alltag mit
Kindern
entkrampfen
RATGEBER

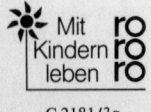
Mit
Kindern
leben
ro
ro
ro

C 2181/3g

Schule & Erziehung

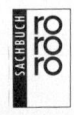

C 2202/3

Paavo Airola
Natürlich gesund
Ein praktisches Handbuch biologischer
Heilmethoden (8314)

Allan Knight
Asthma und Heuschnupfen
Erkennen – lindern – heilen
(8412)

Shitsuto Masunaga/Wataru Ohashi
Shiatsu
Theorie und Praxis der japanischen
Heilmassage (8416)

Claudia Reuße/Martina Holler
Menstruation
Eine Begegnung mit uns selbst
(8401)

Ulrich Sollmann
Bioenergetik in der Praxis
Streßbewältigung und Regeneration
(8484)

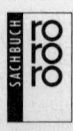

C 2364/1

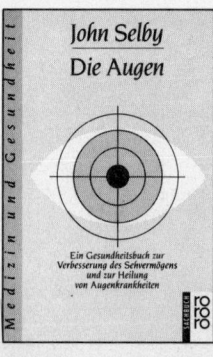

(8349)

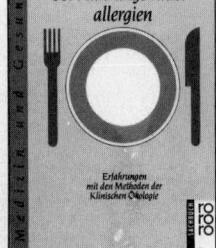

(8422)